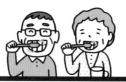

[監修] 一般社団法人日本訪問歯科協会

知って得する！

口から健康

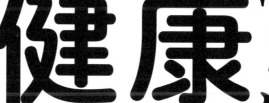

- むし歯
- 歯周病
- 歯並び
- 口臭

歯科の新常識

お役立ち BOOK

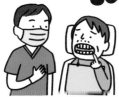

JN033333

現代書林

は じ め に

　お口には、「食べる」「話す」「呼吸する」という3つの大きな機能があります。さらに、安定した噛み合わせにより体全体のバランスを保つ、噛みしめることによりふんばる力や瞬発力を出す、豊かな表情をつくるなど、生活のさまざまな場面で重要な役割を果たしています。一方で、口臭や歯並び、むし歯や歯周病など、お口の悩みを持つ人は少なくありません。また、年をとると噛む力や飲み込む力が衰え、栄養不足や誤嚥性肺炎などの問題も起こりやすくなります。

　しかし、これらの悩みや問題は、お口に対する基本的な知識があれば対処可能です。歯磨きなどの日常的なケアも、正しい知識に基づいて行うことによって、より高い効果を得ることができます。

　本書には、そうしたお口の健康に役立つ情報をたくさん掲載しました。といっても堅苦しいものではなく、誰もがふと感じる素朴な疑問や、意外なお口の豆知識といった切り口で、わかりやすく解説しています。解説を担当しているのは、多くの治療経験を積み、訪問歯科診療にも力を入れている18人の歯科医師です。

　「人生100年時代」といわれますが、長い人生を楽しく生きるためにはお口の健康が欠かせません。お口の悩みや問題はある日突然起こるものではなく、若い頃からの積み重ねの結果です。少しでも早く気づくことが大切ですし、気づいたときにすぐ行動を起こせば、よりよい状態にお口を保つことができます。読者の皆様の気づきや対策に本書が役立ち、豊かな人生の実現につながることを願っています。

2021年8月　日本訪問歯科医学会 学会長　野坂洋一郎

はじめに

「80歳になっても20本以上自分の歯を保とう」を合言葉に、日本歯科医師会の主導で「8020運動」が始まったのは1989年です。それから30年以上が経ち、当初は10%にも満たなかった8020達成者が現在50%を超え、2人に1人が達成できています。日本人のお口の健康に対する意識は向上し、今後も8020達成者は増えていくと予測されています。

　しかし、お口の健康を支えているのは歯だけではありません。舌、唇、お口のまわりの筋肉、そして飲み込む力など、さまざまな器官が健全にバランスよく働いているからこそ、私たちは美味しくものを食べ、話し、笑い、毎日を生き生きと過ごすことができているのです。

　人間生活を豊かにする上でお口は大きな位置を占めていますが、それ故にちょっとしたトラブルが、生活の質、人生の質、生命の質などと訳されるQOL(クオリティ・オブ・ライフ)の低下につながります。そのトラブルを小さいうちに解決することが、いつまでもお口を健康に保つ秘訣です。歯科医院は歯が痛くなったら行くものだと思っている方も多いかもしれませんが、お口の健康を保つために利用していただくのが理想だと私たちは考えています。

　お口の健康維持は生涯にわたって必要なものであり、在宅療養をする高齢者のお口の健康を守るのは訪問歯科診療です。本書には訪問歯科診療に関する情報も盛り込みました。本書をきっかけに私たちの活動の一端を知っていただけましたなら幸いです。

2021年8月　日本訪問歯科協会 理事長　守口憲三

CONTENTS

新常識！

唾液が減ると
口内炎になりやすい

解説 **吉原正明** 吉原歯科医院院長

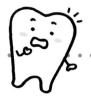

　　唾液は1日に1ℓから1.5ℓ分泌され、口腔内の浄化、殺菌、食べ物の消化、歯の再石灰化、緩衝といった働きを持っています。唾液の分泌が減って病的に乾燥した状態のことをドライマウス（口腔乾燥症）といいますが、ドライマウスの人は口内炎が起こりやすく、むし歯や歯周病、味覚障害などのリスクも高くなるため注意が必要です。

　唾液が減る原因は、加齢、口呼吸、ストレス、噛む回数の減少、薬の副作用、糖尿病やシェーグレン症候群などの病気といろいろです。対処法は原因ごとに異なりますが、加齢による唾液の減少は避けられず、ストレスの解消にはある程度時間がかかるなど、根本原因をすぐに取り除くことが難しいこともあります。そこで、当面の対策としておすすめしたいのが、こまめなうがいと保湿、唾液腺のマッサージなどです。

　まず、口が乾いたなと思ったときは、水やぬるま湯でうがいをして口腔内を潤しましょう。その上で、口腔内専用の保湿ジェルや保湿スプレーを使用するとさらに潤い、その潤いが持続します。保湿ジェルや保湿スプレーはドラッグストアや薬局で購入できます。

　唾液腺のマッサージは、唾液の分泌を促す効果があります。あごのまわりに3カ所ある舌下腺をやさしくゆっくりと刺激しましょう。

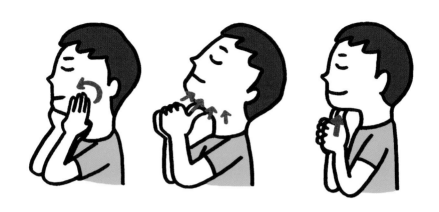

　やってみると、刺激しているうちに、じわーっと唾液が分泌してくるのがわかります。短時間で簡単にでき、効果的なのでぜひ試してみてください。口が乾いたときはもちろんですが、朝起きたときや食事の前後などにも行うとよいでしょう。

　また、うま味物質グルタミン酸が、酸味よりも多くの唾液の分泌を促すことがわかり、ドライマウス改善に効果をあげています。

　具体的には、通常の3倍に薄めた昆布茶を口に含む方法です。塩分のとり過ぎにならないように、塩味を感じられないくらい薄めた昆布茶を30秒ほど口に含み、味覚を刺激します。その後は飲み込んでも吐き出してもいいです。これを毎日3回程度続けていると、口の渇きが改善します。

　口やのどの渇きが続く、口腔内がねはねはする、乾いたものが食べにくい、しゃべりづらい、夜間口が乾いて目が覚めるなど、ドライマウスの症状がある場合は放置せず、きちんと対処することが大切です。唾液腺マッサージや保湿など日々のケアで改善できるようであればよいですが、もし、乾燥で口の中が痛い、舌がひび割れる、食事に支障があるといった症状がある場合は、治療が必要ですので歯科を受診しましょう。

口呼吸が感染症を引き寄せる

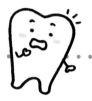

■ 解 説 ■ **吉原正明** 吉原歯科医院院長

近年、口呼吸の弊害が注目されています。口呼吸は口腔内の乾燥を招き、口臭、むし歯、歯周病、ドライマウスなどの原因になるばかりか、免疫系を乱して花粉症や気管支喘息、アトピー性皮膚炎などを引き起こす、自律神経を乱して胃・十二指腸潰瘍、高血圧、糖尿病などの発症にも関わる、さらには風邪やインフルエンザなどの感染症にかかりやすくなるということがわかってきました。

口呼吸が感染症を引き寄せてしまうのは、ウイルスや細菌などを含む外気が鼻呼吸と違ってダイレクトにのどや気管に取り込まれ、肺にまで入る可能性があるからです。

では、口呼吸を鼻呼吸に戻すにはどうすればよいのでしょうか。ひとつの方法として、シンプルで効果的な「あいうべ体操」を紹介したいと思います。

口呼吸のときに口が開いてしまうのは、口のまわりや舌の筋肉が低下しているからです。ですから、その筋力を鍛えることで、口呼吸を鼻呼吸へと導くことができます。

そのやり方ですが、①「あー」と口を大きく開ける、②「いー」と口を大きく横に開ける、③「うー」と口を強く前に突き出す、④「べー」と舌を突き出して下に伸ばす、この4つの動作を順番に繰り返します。4つの動作を1セットとして、1日に30セットを目安に気づい

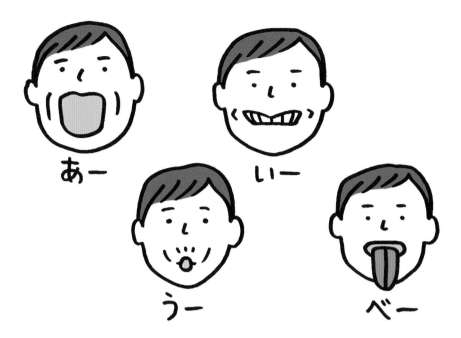

あー　いー　うー　べー

たときにいつでも行うことを心がけましょう。すると、日々口のまわりや舌の筋力がアップしていきます。

　その筋力アップの効果は、口呼吸改善だけでなく、口腔内環境をしっかり整えることにも表れてきます。また最近問題になっているオーラルフレイルの改善にもつながっていきます。噛む力や飲み込む力が向上し、滑舌がよくなり表情が若々しくなります。

　呼吸は鼻からしっかりと！　鼻や舌の能力を十分理解して自分の体が持っている戦う力を信じ、感染症に負けない健康な毎日を過ごすために、自分の体は自分で守る！　できることから始めることが大切です。

吉原正明 <small>吉原歯科医院院長</small>

日本大学松戸歯学部卒業。1990年、兵庫県三田市にて「吉原歯科医院」開業。口腔ケア、リハビリに力を注いでいる。所属学会は、日本口腔インプラント学会、日本老年歯科医学会など。

歯の痛みは
日替わりでやってくる

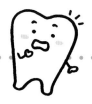

解説　伊藤英一　伊藤歯科医院院長

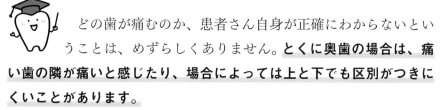

　どの歯が痛むのか、患者さん自身が正確にわからないということは、めずらしくありません。**とくに奥歯の場合は、痛い歯の隣が痛いと感じたり、場合によっては上と下でも区別がつきにくいことがあります。**

　これには、顔面の知覚や運動をつかさどる三叉神経が関わっています。三叉神経は頭の左右にあり、その名の通りそれぞれ3本に分かれています。最も上部を走っているのが眼神経、その下を走っているのが上顎神経、いちばん下を走っているのが下顎神経です。歯の感覚をつかさどっているのは上顎神経と下顎神経で、上顎神経は上の歯、下顎神経は下の歯の痛みを脳に伝えます。

　例えば、右の下の第二大臼歯（前から7番目の歯）にむし歯があって痛いはずなのに、患者さんは第一大臼歯（前から6番目の歯）が痛いと訴えることがよくあります。どちらも下顎神経がつかさどっているため、脳が痛みの信号を正確に読み取れず、隣の歯が痛いと勘違いしてしまうのです。なかには、上の奥歯が痛いと訴える患者さんもいます。下顎神経も上顎神経も同じ三叉神経なので、やはり脳が勘違いしやすいのです。

　実は、このようなことは歯の痛み以外でも起こります。例えば狭心症や急性心筋梗塞の場合、必ずしも胸が痛むのではなく、肩こりのよ

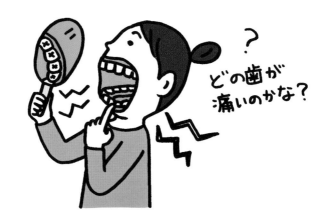

どの歯が痛いのかな？

うな痛み、あるいは胃の痛みとして感じられることがあります。心臓の神経と肩の神経、胃の神経は根本で概ね束となり、背骨の中央を走る脊髄につながっています。そのため、心臓の痛みの信号が、肩や胃の神経に移ってしまうことがあるのです。人によっては、心筋梗塞の際に歯が痛いと訴えることもあるので注意が必要です。

　話を戻しましょう。歯の痛みは、奥歯にいくほど、どの歯が痛いかわかりづらくなります。ある実験によると、歯を刺激してどの歯に触れたかを回答してもらったところ、3〜5本の範囲内で勘違いが起こったそうです。

　日によって痛む歯が違うのも、その日その日で脳が勘違いしているためです。どの歯にトラブルがあるのか、正確に把握し、診断するためには口腔内全体のレントゲン写真を撮る必要があります。

　日替わりで歯が痛むことに加え、**朝起きたときに痛みが強く、歯ぐきの痛みやあごのだるさも感じる場合は、歯ぎしりなどの歯列接触癖が原因かもしれません**。歯列接触癖があると、歯や歯ぐきだけではなく顎関節の負担が増え、筋肉の緊張や疲労も続くためにさまざまな不定愁訴があらわれやすくなります。

　いずれにしても、歯が痛くなったらすぐに診察を受けることが大切です。

30代男性は自分の口臭に気づいていない

解説 | **伊藤英一** 伊藤歯科医院院長

　　口臭はビジネスや人間関係にも影響を与えますが、30代の男性は口臭に対する意識が低い傾向にあるようです。日本歯科医師会が2016年に行った「歯科医療に関する一般生活者意識調査」によると、全体の80.6％が自分の口臭が気になった経験があると回答していますが、性別、年齢層別に見てみると、30代男性は75.2％と70代男性（71.8％）に次いで低く、とくに同年代の30代女性（89.3％）とは大きな差があります。ならば実際に口臭がないのかというと、そうとはいい切れません。同じ調査では、自分の口臭を他人から指摘された経験は男性の方が女性よりも多く、年齢層別のデータはないものの、30代男性は自分の口臭に気づかないでいる可能性が高いといえます。口臭の医学的な定義は、「口あるいは鼻を通して出てくる気体のうち、社会的容認限度を超える悪臭」。つまり、他人を不快にさせてしまう息のことです。

　その**口臭には２種類あり、「生理的口臭」と「病的口臭」に大きく分けられます**。生理的口臭は、朝起きたときや空腹時、食事のあとなどに口臭が強くなるもので、時間が経てば消えていきます。生理的口臭は誰にでもあり、心配する必要はありません。一方、病的口臭は、歯周病・進行したむし歯など口腔内の病気や舌苔、あるいは糖尿病や肝臓病など内臓の病気が原因の口臭です。一時的なものではなく、朝

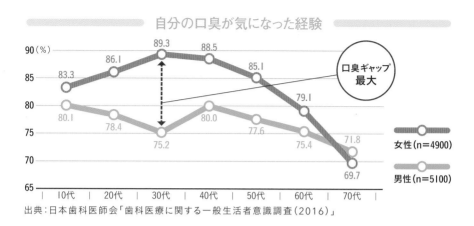

自分の口臭が気になった経験

口臭ギャップ
最大

女性(n=4900)

男性(n=5100)

	10代	20代	30代	40代	50代	60代	70代
女性	83.3	86.1	89.3	88.5	85.1	79.1	71.8
男性	80.1	78.4	75.2	80.0	77.6	75.4	69.7

出典：日本歯科医師会「歯科医療に関する一般生活者意識調査（2016）」

〜夜で多少変動はあるものの、ほぼ常に臭うのが特徴です。しかも、口臭の原因を治療しなければ、いくら歯磨きやマウスウォッシュを一生懸命行っても改善しません。

　若い人の口臭の原因は8割が口腔内の病気です。また30代の約8割に歯周病があるといわれ、むし歯を治療せずに悪化させてしまっている人も多くいるようです。とくに歯周病は進行するまで自覚症状がなく、早期発見するためには定期的な歯科検診が不可欠です。病的口臭のもう一つの原因である糖尿病など内臓の病気も、食生活の乱れや運動不足、肥満などを背景に30代で発症する人が最近は少なくありません。

　歯も内臓も、病気を早期発見・早期治療すれば最小限のダメージで済みます。他人に指摘されたり、反応の様子から自分は口臭があるかも……と思ったら、放置しないことが大切です。

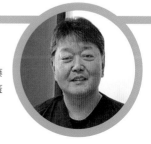

伊藤英一　伊藤歯科医院院長

北海道大学歯学部卒業。1996年、北海道函館市にて「伊藤歯科医院」開業。所属学会は、日本訪問歯科医学会、日本口蓋裂学会、日本矯正歯科学会、日本口腔インプラント学会など。

口臭は悪臭の中でも最高レベル!!

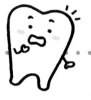

| 解説 | **金子尚樹** Kデンタルクリニック院長 |

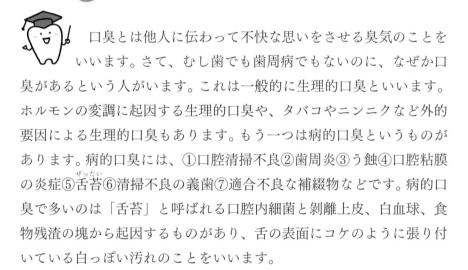

　　　口臭とは他人に伝わって不快な思いをさせる臭気のことをいいます。さて、むし歯でも歯周病でもないのに、なぜか口臭があるという人がいます。これは一般的に生理的口臭といいます。ホルモンの変調に起因する生理的口臭や、タバコやニンニクなど外的要因による生理的口臭もあります。もう一つは病的口臭というものがあります。病的口臭には、①口腔清掃不良②歯周炎③う蝕④口腔粘膜の炎症⑤舌苔⑥清掃不良の義歯⑦適合不良な補綴物などです。病的口臭で多いのは「舌苔」と呼ばれる口腔内細菌と剥離上皮、白血球、食物残渣の塊から起因するものがあり、舌の表面にコケのように張り付いている白っぽい汚れのことをいいます。

　舌苔や食べ物の残渣物に含まれるたんぱく質が、口腔内の細菌によって分解されると、「揮発性硫黄化合物」という臭いガスが発生します。この臭気成分は混じり合って「ドブのような臭い」「おならのような臭い」といわれることがあります。中でも硫化水素は、青酸ガスに次ぐ高い毒性を持つガスであり、その毒性で生体を傷つけ更なる歯周病のコントロール不良と全身疾患を悪化させます。

　先に述べたように、口臭の原因については口腔内由来のもの、つまり口腔状態不良、むし歯、歯周病、舌苔などが大部分の要因になるのですが、さらに、耳鼻咽喉領域の疾患に起因する口臭や全身疾患に起

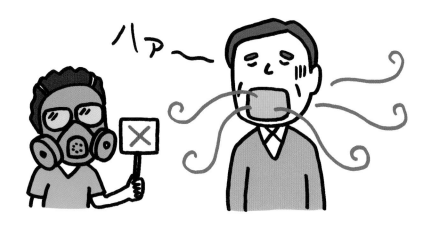

因する口臭もあります。

　①副鼻腔炎、扁桃炎、上顎洞炎、アデノイドなどの鼻咽頭疾患

　②気管支炎、肺結核、気管支拡張症などの呼吸器疾患

　③胃炎、胃潰瘍、便秘、肝性昏睡などの消化器疾患

　④白血病、悪性貧血などの血液疾患

　⑤アルコール中毒、糖尿病などの代謝および栄養障害

　⑥尿毒症などの泌尿器疾患

　特に胃の不調と舌苔の発生に相関関係があることは示唆されており、逆流性食道炎では胃液の刺激により糸状乳頭の伸展が認められることがあります。これらの疾患により次のさまざまな種類の臭いが発生するといわれています。発酵臭、膿鼻汁臭、壊疽臭、腐肉性悪臭、糞便臭、アミン臭、硫化メチル臭、アルコール臭、アセトン臭、アンモニア臭など。

　口臭に対しての治療はまずはご通院することから始めてみましょう。一般歯科医院のほかに、口臭専門外来にもお話しにいってみるのもよいでしょう。そうすることで個々に寄り添った適切な測定、咽頭検査・細菌・唾液検査などが実施され、医科と歯科との連携により患者さんを口臭のストレスから解放することが可能となるでしょう。口腔・全身疾患と心理的要因がそろって快方に向かうことが重要です。

新常識！

毎日のブラッシングだけでは口臭は治らない

解説 ┃ **金子尚樹** Kデンタルクリニック院長

　　　口臭の予防や改善のために歯磨きは基本ですが、それだけでは解決しません。口臭には口腔内の疾患や全身疾患が深く関わっており、原因の多くは舌由来ともいわれています。口臭が発生する原因としては、①口腔内の不衛生②口呼吸の習慣③お口の乾燥による自浄作用の低下④舌の運動機能の低下⑤不適合になった被せものや入れ歯の汚れなどさまざまです。

　まずは口腔内を清潔にすることから始めましょう。そのためには日々のブラッシングが必須ですが、歯と歯ぐきの境目にある歯周ポケットにたまっている汚れを取ることや歯肉のマッサージをかねた磨き方を実践することが大切です。さらに歯間ブラシやデンタルフロスも使用し、最後に舌の表面のお掃除もします。**舌のお掃除は、なるべく舌苔除去用クリーナーを使い、舌の上に白っぽくたまっている舌苔を、舌の奥から手前に優しくなでるようにして取り除くのがポイントです。**強く擦りすぎると傷つけてしまうので注意しましょう。1日1回軽く数回こすれば日常的な舌ケアとしては十分です。もっと優しく丁寧な舌ケアを行いたいという場合には、舌ジェルを使ってみましょう。

　また、歯磨剤、洗口剤を用いた口臭対策には歯周病予防を期待して、①クロルヘキシジン②イソプロピルメチルフェノール③塩化セチルピリジウム④トリクロサン、といった殺菌成分が配合されたものを

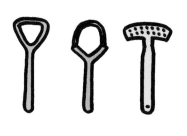

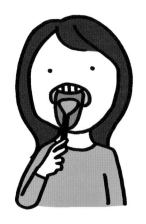

選ぶとよいでしょう。研磨剤や発泡剤が含まれているものは、舌の粘膜を傷つけるリスクがあるので注意が必要です。歯周炎のコントロールについては歯磨きをしっかりやっているつもりでも、歯周ポケット深部の細菌を完全に取り除くことはできず、歯石がたまっていくので、3〜6カ月に1回はプロフェッショナルケアを受けましょう。

　このようにして口腔内をきれいに保った上で、睡眠時に鼻呼吸を心がける、唾液腺のマッサージ、舌の運動機能を保つといったリハビリテーションに取り組んでみてください。また、**日常生活では、①よく笑い②人と会話し③歌を歌ってみたり④好きな食べものをよく噛むようにするなど、お口周辺の筋肉を意識した行動を積極的に取り入れるとよいでしょう。**口臭治療には歯科・口臭専門的外来チームからのアプローチに加え、医科（耳鼻咽喉科、内科、心療内科）との連携やカウンセリング、専門的指導が必要になってきますので、患者さんと医療チームが一丸となって取り組む必要があるといえるでしょう。

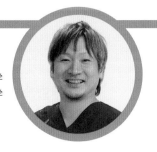

金子尚樹 Kデンタルクリニック院長

2013年大阪府吹田市に「Kデンタルクリニック」開業。所属学会は、日本歯周病学会、日本臨床歯周病学会、日本顎咬合学会、日本口腔インプラント学会、日本スウェーデン歯科学会。

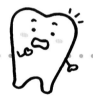

ガムで予防できる口臭、できない口臭がある

| 解説 | **井手滋人** 井手歯科医院院長

　　　　口臭が気になったときにガムを噛むというのは、口臭対策の一つではありますが、口臭の原因によっては効果がありません。なぜなら、舌苔、歯周病、むし歯など、臭いを発する原因が厳然と存在する場合は、それを治療しない限り口臭はなくならず、ガムを噛んでもその香りで一瞬ごまかすことしかできないからです。しかし、**ストレスが原因の口臭にはガムが効力を発揮します。**

　ストレスと口臭の関係は100％証明されているわけではありませんが、ストレスのために唾液の分泌量が減り、口臭がするのではないかといわれています。まず、強い緊張などでストレスがかかると、唾液が濃くなって分泌量が減ります。これは、人間が進化の過程で獲得した体の防御反応で、天敵に襲われるなど危険を感じると、自律神経の交感神経が優位になるために起こる現象です。

　現在の私たちは、命の危機を感じるような場面には滅多に遭遇しませんが、大勢の人の前で話さなければならないときに、緊張して口の中がカラカラに乾いてしまったという経験を持つ人は少なくないと思います。大学生を対象に行われた興味深い実験を紹介しましょう。大学生にとって大きなストレスである試験の前・当日・後に唾液の量および口臭原因物質の濃度を測定したところ、試験当日は明らかに唾液の分泌量が減り、口臭原因物質の濃度が高くなっていました。つま

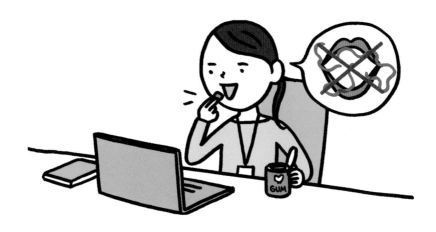

り、口臭の原因がストレスの場合、唾液の分泌量を増やせば口臭の発生を予防することが期待できるのです。

　そのために効果的なのが、ガムを噛むことです。**噛むという行為が、ストレスを緩和させることを示唆する実験結果も報告されています**。味はどのようなものでも構いませんが、ミント味のガムに含まれるメントールは、筋肉の緊張をやわらげ、ストレス緩和の効果があるとされています。すっきりとした香りで、口腔内がさわやかになるという効果もあるでしょう。キシリトール系のガムもおすすめです。キシリトールの糖は、むし歯菌に分解されないため酸に変わることがなく、歯垢の中の酸の中和、むし歯菌の代謝阻害などの効果もあります。

　唾液の分泌量低下は、試験など一時的なストレスだけではなく、人間関係、仕事の重圧、子育てや介護などのために長く続くストレスでも生じます。その場合は、ドライマウス（口腔乾燥症）という病的な状態になり、治療が必要になることもあります。ときどきガムを噛むことで、少しでもストレスが緩和され、唾液の分泌が増えれば、ドライマウスの重症化を防ぐことも期待できるでしょう。

歯周病予防は
インフルエンザも予防する

| 解説 | **井手滋人** 井手歯科医院院長

インフルエンザは、インフルエンザウイルスの感染によって発症する病気です。日本では、子供から高齢者まで毎年1,000万人以上が罹患し、インフルエンザに関連する死亡者数は年間約1万人と推計されています。インフルエンザにかかりやすいのは、とくに免疫力の低下した高齢者などですが、歯周病のある人も要注意です。

なぜ歯周病があるとインフルエンザに罹患しやすいのか、それを知るためには、ウイルス感染の特徴を理解する必要があります。ウイルス感染はウイルスが細胞に入り込むことで起こり、実はこの点が細菌感染とは大きく異なるのです。細菌は、粘膜に付着するだけで炎症を起こし、のどに付着した場合はのどが赤く腫れて痛み、発熱などの症状も出現します。一方、ウイルスは粘膜に付着しただけでは発症せず、細胞の中に入り込んで増殖することにより、はじめてさまざまな症状が出てきます。

そして、ウイルスが細胞に感染するときに働くのが、ウイルスの表面にある酵素です。この酵素には、「カギ」の役割を果たすものと、「ハサミ」の役割を果たすものがあり、まず、カギの役割を果たす酵素が細胞のカギ穴にカギを差し込んでこじ開け、細胞内に入り込んで増殖します。次に、ハサミの役割を果たす酵素が、隣の細胞へウイル

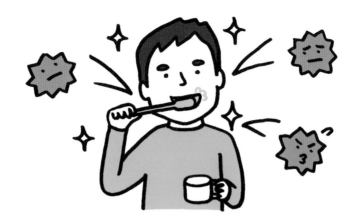

スを放出して感染が拡大していくのですが、酵素の働きを活発化させるのが歯周病菌です。ほかの細菌にも同様の作用がありますが、歯周病菌はとくにその力が強く、最強といわれています。**インフルエンザウイルス単独の場合と、歯周病菌が加わった場合とで比較すると、後者の方が感染の広がりが速いことが研究で明らかになっています。**

　歯周病菌は、プラーク（歯垢）に棲みついていますが、抗菌薬などの薬で死滅させることはできず、体に備わっている免疫力でも排除することができません。唯一の有効な対策がプラークごと取り除くことであり、そのために毎日の歯磨きが必要なのです。

　一般的なインフルエンザ予防対策として、手洗いなどとともにうがいが推奨されていますが、うがいだけではプラークや歯周病菌は落とせないため、丁寧な歯磨きが不可欠です。**高齢者施設で口腔ケアを行うとインフルエンザの発症率が大幅に減少する**というデータもあるので、日頃からお口の中をキレイにしておくことが大切です。

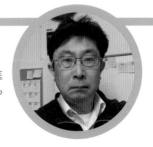

井手滋人 <small>井手歯科医院院長</small>

日本大学歯学部卒業。1997年岡山県倉敷市に「井手歯科医院」開業。歯学博士。最適な医療を常に心がけ、信頼の上に立った医療を目指している。所属学会は、日本口腔内科学会など。

噛みしめ時間の長い人は 歯周病の疑いあり

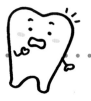

解説 **井山禎之** にき歯科医院院長

　　上の歯と下の歯が接触する時間は案外短く、食事の時間を入れても1日に20分程度といわれています。それ以外の時間は、上下の歯の間に1〜3mmのすき間（安静位空隙）ができており、接触していません。しかし、上下の歯を無意識に接触させる「上下歯列接触癖（TCH）」というくせを持つ人がいます。TCHで上下の歯の接触時間が長くなるほど、噛む筋肉やあごの関節に負担がかかり、TCHよりも力が入る噛みしめになると負担はさらに重くなります。

　軽い噛みしめは9割以上の人に見られ、特別異常なことではありません。しかし、中には気づかないうちに強く噛みしめている人がおり、その場合は筋肉や関節の負担が非常に大きくなる上に、歯にも悪影響が出てきます。その一つが歯周病です。

　日中の噛みしめがある患者さんを対象に行った岡山大学病院の研究によると、重い歯周病の人は、ごく軽い歯周病の人に比べ、強く噛みしめている時間が長かったそうです。**重い歯周病の人の噛みしめ時間は1時間あたり平均6分12秒、ごく軽い歯周病の人は1時間あたり平均1分24秒で、その差は4倍以上でした。**この研究は、日中の噛みしめが、歯周病進行のリスクになることを世界ではじめて明らかにした画期的なものです。

　口腔内のケアをきちんと行っているのに、歯周病が重症化していく

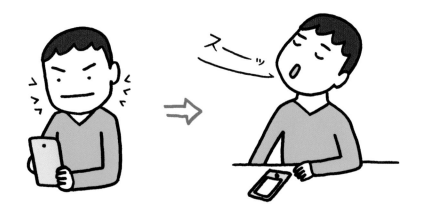

患者さんは日常の診療でも経験しますので、今後は噛みしめに対する治療も積極的に行っていく必要があると考えています。

　噛みしめは自分では気づきにくいのですが、歯がぐらつく、浮き上がりがある、知覚過敏（冷たいものがしみる）がある、口を開け閉めするときにあごの関節からコキッ、パキッという音がするというような場合は、噛みしめが強く疑われます。気になる場合は、歯科で歯周病のチェックをしてみるとよいでしょう。噛みしめに気がついたのをきっかけに歯周病を発見できるかもしれません。

　噛みしめが起こりやすいのは、パソコン作業中、スマホ操作中、テレビ視聴中、料理中など、集中しているときなので、ときどき歯に意識を向け、噛みしめているなと思ったら顔を上げて深呼吸しましょう。パソコンやテレビの端に「噛みしめ注意」などと書いた紙を貼っておき、噛みしめに気づいたら上下の歯を離すことを繰り返す「リマインダー」という方法も有効です。リマインダーはもともとTCHの改善法ですが、噛みしめに応用できます。夜間の歯ぎしりがある場合は、マウスピースを作るなどして対応します。

　ストレスがあると、噛む筋肉が緊張して強い噛みしめが起こりやすいといわれているので、ストレス解消を心がけることも大切です。

抜いた「親知らず」で歯周病を治療する

解説 井山禎之 にき歯科医院院長

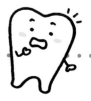

　　永久歯の中でいちばん最後に生えてくる親知らずは、斜めに生えたり、むし歯になったりして抜歯することが多い歯です。抜いた歯は医療廃棄物として捨てられていましたが、再生医療により、歯周病治療に活用される道が開かれつつあります。

　抜いた歯の根っこ（歯根）の部分には、歯根膜という薄い膜が付いています。歯根膜は、歯槽骨（歯を支えている骨）と歯根をつないで歯を支え、噛む力をコントロールしたり、細菌の侵入を防ぐなど、重要な働きをしています。この歯根膜から採取した「歯根膜細胞」という細胞を培養して細胞シートを作り、歯周ポケットの中の歯根表面に移植すると、**歯周病のために深くなった歯周ポケットが改善され、歯槽骨も再生**するのです。

　この新しい再生医療を開発したのは、東京医科歯科大学大学院の研究チームです。歯周病の患者さん10人（うち7人は重症）に、患者自身の抜歯した歯の歯根膜細胞で作った細胞シートを移植したところ、歯周ポケットの深さが正常範囲に改善し、歯槽骨も再生しました。移植後数年経っても拒絶反応や痛みなどはなく、歯槽骨の再生も保たれているということです。

　抜いた歯1本から、1万枚の細胞シートを作ることができるといいます。実際に、他人の抜いた歯から採取した歯根膜細胞で作った細胞

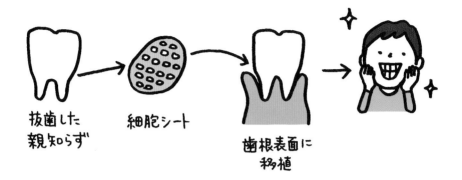

抜歯した
親知らず

細胞シート

歯根表面に
移植

シートを移植する治験も実施され、安全性や有効性の確認が行われているところです。

　歯周病は進行するまで目立つ症状がなく、口の中がねばついたり、歯磨きのときに少し出血したりする程度ですが、放置すると、歯と歯ぐきの境目にある歯周ポケットが深くなっていきます。その中で歯周病菌がさらに増殖して毒素を出し、歯を支える歯槽骨を溶かしていくと、歯がぐらつくようになり、最後には抜けてしまいます。**歯周病は、日本人が歯を失う原因の第1位です。**

　しかし、この新しい再生医療が普及すれば、歯周病で歯を失う人は激減するでしょう。抜いた親知らずは捨てられることなく、自分自身やほかの多くの人々の歯の健康回復に役立てられるようになる時代が近づいています。

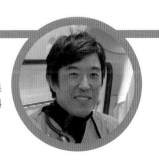

井山禎之 にき歯科医院院長

2001年広島大学卒業。第2口腔外科出身。歯学博士。広島県江田島市の「にき歯科医院」勤務。所属学会は、日本訪問歯科医学会、日本口腔インプラント学会、日本口腔外科学会など。

奥歯を失うと
認知症のリスクが上がる

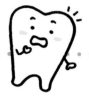

| 解説 | **椎橋源太郎** 伊豆高原歯科医院院長

　　　　むし歯や歯周病で奥歯を失うと、固いものなどをしっかり噛むことができず、丸飲みしてしまうため胃腸に負担がかかるようになりますが、それだけではなく、物忘れや認知症のリスクも高くなるといわれています。理由として考えられているのは、奥歯で噛まないと脳への刺激が減る、奥歯がないと食べられるものの種類が限られ、脳の健康に必要な栄養素が十分に摂取できなくなることなどです。また、奥歯を失う大きな原因である歯周病自体が、脳に悪影響を与えることもわかってきています。

　まず、奥歯でよく噛むことの重要性ですが、**噛むことによって歯根のまわりや頬の筋肉が刺激され、その刺激が神経を通じて脳に伝わることで脳内の血流がよくなり、脳細胞が活発化します。**とくに重要なのは、脳の中で記憶力をつかさどる「海馬」という部分です。海馬は、すべての情報を一時的に保存する場所ですが、認知症の人には海馬の萎縮がみられます。マウスを使った実験で、噛み合わせが悪いと海馬の細胞が消失し、記憶力が低下したという報告もあります。

　では、噛むことがどれだけ脳の血流を増やすのでしょうか。ヒトの場合、ひと噛みで約3.5mlの血液が脳に送り込まれるといわれています。わずかな量のように思えますが、30回噛めば100ml以上の血液が送り込まれるのですから、よく噛んで食べればそれだけ新鮮な血液が

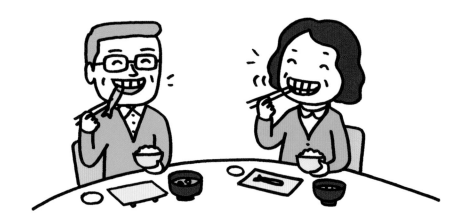

脳をめぐるというわけです。

　噛むことで脳に血液を送る仕組みの要となっているのは、歯を支えている歯槽骨と歯根の間にある歯根膜です。歯根膜はクッションのように働き、噛むと0.003mmほど沈み込むのですが、そのときに歯根膜の下にある血管に圧をかけ、噛むたびにポンプのように血液を脳に送り込むのです。歯が少なくなるほどポンプの力は弱まり、脳に送り込まれる血液の量も減っていきます。

　次に、奥歯で噛めなくなると、肉などの固いものや、繊維の多い野菜などが食べにくくなります。そのため、たんぱく質や各種ビタミンなど脳の健康に必要な栄養素が不足し、記憶力の低下へとつながっていきます。

　残っている歯の数と認知機能の関係を調べた研究では、70歳以上の高齢者で、「脳が健康な人」は平均14.9本でしたが、「認知症の疑いあり」の人は平均9.4本だったと報告されています。

　日本人の抜歯原因で最も多いのは歯周病です。歯周病菌自体がアルツハイマー型認知症の原因になることもわかっているので、毎日の歯磨きと定期検診で奥歯を守ることが重要です。

認知症と診断されたら
すぐに歯科へ

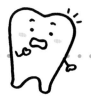

解説 **椎橋源太郎** 伊豆高原歯科医院院長

認知症が進むと、どうしても理解力が低下します。意思疎通も難しくなるため、治療などを行おうとしても拒否され、口を開けてもらえないというようなことが起こりがちです。さらにそのまま放置すると口腔内に細菌が繁殖し、誤嚥性肺炎を起こしやすくなります。誤嚥性肺炎になると入院することが多いですが、入院するたびに体力や認知機能が衰え、介護度が上がっていくという患者さんが多くみられます。誤嚥性肺炎の治療は安静と絶飲食が基本なので、入院前は何とか自力でトイレに行けていた人が、退院してきたら寝たきりになっていたということもめずらしくないのです。

また、**認知症になると、それまでできていたことが少しずつできなくなり、歯磨きやうがいも難しくなっていきます。**歯ブラシを持たせると歯を磨くような動作はするものの、よく見るときちんと磨けていないことがよくあります。気づいたときにはむし歯だらけで歯周病も重症化し、歯科治療が必要なのに嫌がってできないという状況になってしまうのは、ご本人にとっても不幸なことです。

認知症の人に対する歯科治療は、認知症の進行状況によって変わっていきます。初期はむし歯や歯周病の治療、中期は入れ歯の調整が加わり、後期になると、場合によって歯や入れ歯を取り除くことも検討します。ですから初期のうちに患者さんと歯科医師、歯科衛生士の間

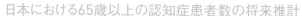
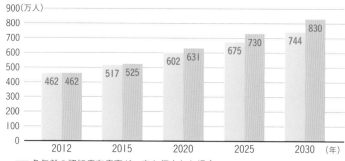

出典：「日本における認知症の高齢者人口の将来推計に関する研究」（平成26年度厚生労働科学研究費補助金特別研究事業　九州大学二宮教授）

で信頼関係をつくっておくと、治療も比較的スムーズに行え、継続的に診療することでご本人に合った治療やケアを提供することもできます。できれば認知症になる前にかかりつけ歯科を持っておくとよいですが、いない場合は、認知症の人の診療に積極的で訪問診療も行っている歯科を、地域包括支援センターや地域の歯科医師会に問い合わせるなどして探しましょう。

　近年、認知症の人が徘徊して行方不明になる事例が増え、その数は年間1万人ほどといわれています。万が一行方不明になったときには、歯科の治療記録が本人特定に役立つので、危機管理の上でもかかりつけ歯科を持つことは大切だと思います。

　高齢者の増加とともに認知症も増え、2030年には約744〜830万人になると予測されています。認知症と診断されたらすぐに歯科医へ、そしてその際はご家族も同行し、今後のことをご本人の意思を尊重しながら決められるようになっていってほしいと思っています。

椎橋源太郎 伊豆高原歯科医院院長

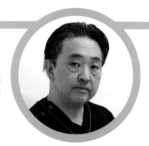

1992年昭和大学歯学部卒業。東京都渋谷区での開業を経て、2018年より静岡県伊東市に「伊豆高原歯科医院」を開業し、院長に。

歯周病予防は 認知症も予防する

解説 **岩﨑敏行** しじみデンタルクリニック院長

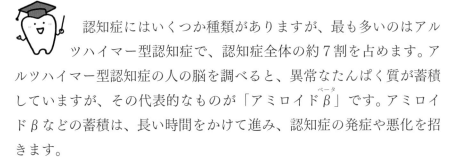

　認知症にはいくつか種類がありますが、最も多いのはアルツハイマー型認知症で、認知症全体の約７割を占めます。アルツハイマー型認知症の人の脳を調べると、異常なたんぱく質が蓄積していますが、その代表的なものが「アミロイドβ（ベータ）」です。アミロイドβなどの蓄積は、長い時間をかけて進み、認知症の発症や悪化を招きます。

　アミロイドβは体内で作られるたんぱく質で、その産生や脳への運搬、蓄積に、歯周病やその毒素が深く関わっています。歯周病菌は歯と歯ぐきの境目にある歯周ポケットで増殖し、毒素を排出します。しかも歯周ポケット内にとどまるのではなく、歯ぐきの毛細血管から体内に侵入し、血流に乗って体中に運ばれていくのです。**歯周病菌というその毒素は、脳にも運ばれてアルツハイマー型認知症を引き起こす危険因子となります。**

　九州大学などの研究チームがマウスを使って行った実験によると、歯周病に感染したマウスの血管の表面には、アミロイドβを脳に運搬するたんぱく質の数が正常なマウスの約２倍、脳細胞のアミロイドβ蓄積量は約10倍にも増えており、記憶力の低下もみられました。

　口腔内には約300種類の常在菌が棲み、そのうちの７割は善玉菌、残りの３割が歯周病菌やむし歯菌などの悪玉菌といわれていますが、

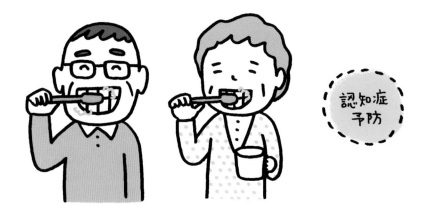

口腔内が不潔な状態が続いたり、免疫力が低下したりすると悪玉菌の割合が増えて歯周病やむし歯が悪化しやすくなります。

喫煙、糖尿病、妊娠や更年期も歯周病を悪化させる要因です。とくにタバコは200〜300種類もの有害物質を含み、免疫力を低下させて細菌感染による炎症を起こりやすくさせます。また、ニコチンには血管収縮作用、一酸化炭素には酸素を運ぶヘモグロビンの濃度低下作用があるため、歯周ポケット内が酸欠になり、酸素を嫌う歯周病菌が大繁殖してしまうのです。

糖尿病は血液中に終末糖化産物（AGE）が発生し、血管を傷つけて歯周病菌やその毒素のダメージからの回復を邪魔します。女性の場合は、女性ホルモンのバランスの変化が起こる思春期、妊娠中、更年期に歯周病にかかりやすくなります。更年期以降は唾液の分泌が減り、ドライマウスになる人が増えるためさらに注意が必要です。

歯周病はアルツハイマー型認知症のほかにも糖尿病や心疾患、がんなど深刻な病気を引き起こす反面、進行するまで自覚症状が乏しいことからサイレントキラーと呼ばれます。毎日の歯磨きや歯科定期検診を習慣にして歯周病を予防することは、長い目で見ればアルツハイマー型認知症を予防することにつながるのです。

しっかりと噛むことで認知症が予防できる

解説 岩﨑敏行 しじみデンタルクリニック院長

　噛み合わせが健康に与える影響はいろいろですが、認知症も無縁ではありません。認知症を主体に診療するクリニックが行った調査によると、入れ歯やインプラントを含めて、上下の歯の噛み合う本数が11本以上20本以下の人と、10本以下の人、それぞれ50人を2年間追跡したところ、噛み合う本数が11本以上20本以下の人は認知症の進行が非常にゆるやかだったそうです。

　この調査では、認知症の進行度を、認知症診断に広く使われている「長谷川式簡易認知症スケール」で調べています。30点満点で、20点以下だと認知症の疑いがあると判断されますが、11本以上20本以下の人は、調査開始時の点数が平均22点、2年後は平均17点でした。一方、10本以下の人は、調査開始時が平均23点、2年後はたった4点でした。噛み合わせの良好な人が、なぜ認知症の進行がゆるやかだったのかについて、はっきりした理由はわかっていませんが、しっかり噛むと脳の血流がよくなることが影響している可能性は十分にあるでしょう。

　認知症が多少進んでも、入れ歯を使うようになったらその後はほとんど進まず、寝たきりにもならなかった事例や、歯周病ですべての歯を失い、言葉数が少なくなっていた認知症の人が、入れ歯を作って慣らしていったところ、笑顔が戻り、家族と同じものを食べ、車椅子で

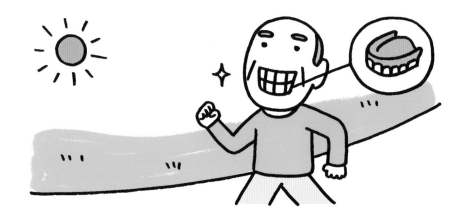

通院できるまでになった事例もあるようです。実際、脳出血後遺症の私の父も合わない義歯を新製したところ、リハビリの効果が飛躍的にあがった経験をしました。これらの事例は、入れ歯を調整して噛み合わせを改善することで、認知症の進行を遅らせられる可能性があることを示唆しています。

　認知症と歯に関しては、さまざまな研究機関や大学の調査が報告されています。たとえば**歯がほとんどないのに入れ歯を使わない人は認知症になるリスクが2倍近く高くなる**とか、**40〜50歳代という比較的若いうちに歯を失っている人は高齢になって認知症になるケースが多く見受けられる**、などといったものです。

　歯が抜けても、柔らかいものを選んで食べれば何とか日常生活は送れますし、歯がほとんどないまま放置している人もいます。いずれにせよ、しっかり噛めない状態は脳の血流を低下させ、認知症を進行させる要因になるので放置するのは危険です。

岩﨑敏行 しじみデンタルクリニック院長

1999年松本歯科大学卒業後、東京医科歯科大学摂食機能保存学専攻生、勤務医などを経て、2015年東京都調布市に「しじみデンタルクリニック」開業。訪問歯科診療にも力を入れる。

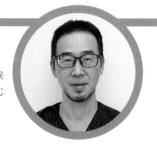

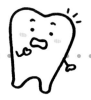

新常識！

20本以上歯が残っていると
病気になりにくい

▌解説▌ **横田克彦** ユー歯科診療所院長

　　　　　歯と全身の健康状態に関する研究が進み、歯の数が少ない
人は全身の健康状態が不良で、とくに循環器疾患や認知症に
なるリスクの高いことがわかってきました。日本歯科医師会の研究機
関が、国の医療費や特定健康診断などのデータベースを用いて調べた
結果、**歯の数が19本以下の人は、20本以上の人に比べて医療費が多**
いことが判明し、しかも年齢が若いほどその傾向が強かったのです。

　歯を失うと、肉などの固いものや、繊維の多い野菜類が食べにくく
なるため、たんぱく質やビタミン・ミネラルが不足しがちになりま
す。これらの不足は、筋肉量の減少や体調不良を招きます。一方、歯
がなくても食べやすいパンやうどんなどには糖質が多く含まれ、食べ
すぎると肥満になり、生活習慣病の発症につながります。

　栄養の問題だけではありません。歯や口の健康は、食事や会話を楽
しむなど、豊かな人生を送るための基礎となるもので、社会生活にも
影響します。家族や親戚、友人・知人などとの交流が減り、閉じこも
りがちになると、うつ病や認知症のリスクも上がります。

　私たちの歯は全部で28本（親知らず4本を含めると32本）ですが、厚
生労働省によると、50歳以降の人は平均して年に1本強の歯を失い、
60歳代になると平均14本、つまり半分の歯を失っています。しかし、
生涯にわたって自分の歯を20本以上保つことができれば、食生活に

38

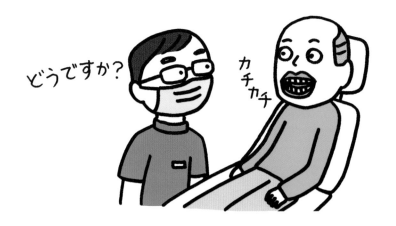

大きな支障はなく、話す、笑う、歌うといった日常生活も維持できるのです。

　このような知見をもとに発案されたのが、「80歳になっても自分の歯を20本以上保とう」という「８０２０運動」です。1989年に始まった「８０２０運動」により、75〜84歳で自分の歯を20本以上保っている人は年々増加し、2016年に５割を超えました。

　年を取っても自分の歯で噛めるというのは幸せなことです。しかし、８０２０を実現するためには、若い頃からの歯磨きと定期的な歯科検診が欠かせません。また、歯周病やむし歯で自分の歯を何本も失い、入れ歯を使っているという人でも、入れ歯を調整すれば噛む力は回復可能です。入れ歯であっても、きちんと噛めている人は健康状態がよいという調査結果もあります。

　高齢者の中には、入れ歯が合わず、噛むと痛みや違和感を覚えるために入れ歯を使わなくなってしまうという人も数多くいます。しかし、**入れ歯を使わないでいると、歯ぐきや歯槽骨がやせてしまい、ますます入れ歯が合いにくくなるという悪循環に陥ります**。入れ歯を調整すれば、食べる・話す・笑う・歌うが無理なくできるようになり、生活の質（QOL）が向上します。

片噛みの人は
誤嚥性肺炎になりやすい

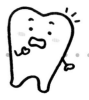

■ 解説 ■ **横田克彦** ユー歯科診療所院長

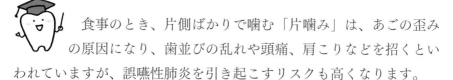

　食事のとき、片側ばかりで噛む「片噛み」は、あごの歪みの原因になり、歯並びの乱れや頭痛、肩こりなどを招くといわれていますが、誤嚥性肺炎を引き起こすリスクも高くなります。

　片噛みだと、噛み砕いた食べ物が舌の上にうまく運ばれず、頬と歯ぐきの空間に食べ物のカスがたまりやすくなり、いつまでも口の中に残ってしまいます。それが口腔内全体を不潔にすることにつながり、**歯周病やむし歯の悪化、誤嚥性肺炎のリスク増大を招く**のです。

　誤嚥性肺炎というと、嚥下機能（飲み込む力）が衰えた高齢者の病気だと思っている人が多いようですが、50歳を過ぎると嚥下機能は少しずつ低下していきます。それより前の40歳代から、唾液の分泌量が減って口腔内に細菌が増えやすい状態になっているため、決して無関係とはいえません。

　中高年が気をつけたいのは、夜寝ている間に、無意識のうちに唾液が気管に入ってしまう「不顕性誤嚥」です。片噛みの影響で歯周病やむし歯がある場合は、大量の歯周病菌やむし歯菌を含む唾液が気管に入り込むことになります。このような不顕性誤嚥を繰り返していると、ストレスや体調不良で少し抵抗力が落ちたときに、肺炎を起こしてしまう危険があります。

　お酒好きの人はさらに注意が必要です。アルコールは筋肉を弛緩さ

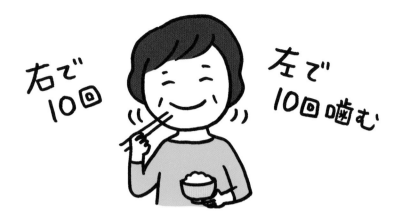

右で10回　左で10回噛む

せるため、のどの筋肉も弛緩して誤嚥が起こりやすくなります。酔っ
ていると、歯を磨かずにそのまま寝てしまうこともあると思います
が、肺炎予防のために、どんなに酔っていても歯磨きをしてから寝ま
しょう。

　片噛みの原因は、むし歯、歯周病、歯並びの乱れ、歯の欠けや抜け
をそのままにしておくことです。痛みや噛みにくさのために、その部
分で噛むのを避けようとして片噛みになることが多いのです。まずは
歯の治療を行って左右で噛めるようにし、**食事のときは右側で10回
噛んだら、左側で10回噛むというようにして、左右均等に噛む習慣
をつけます**。歯に問題がないのに片噛みのクセがあるという人も、左
右均等噛みを意識し、高齢になって誤嚥性肺炎のリスクがさらに高く
なる前にクセを直しておきましょう。

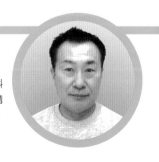

横田克彦 ユー歯科診療所院長

日本大学松戸歯学部卒業。2004年長野県駒ヶ根市に「ユー歯科
診療所」開業。2014年東北大学大学院修了。東北大学非常勤講
師。所属学会は、障害者歯科学会、日本口腔インプラント学会など。

美味しさを味わうには
歯が欠かせない

█ 解説 █ **中堀紀久子** 喜胡デンタルクリニック院長

　何かを食べて「美味しい」と感じるとき、味だけではなく、香りや色彩、食べるときの温度や音、食感、それに食べる場所や誰と一緒に食べているかなど、実に多くの要素が関わっています。その中でも、硬い、やわらかい、コシがある、サクサクする、ポリポリするなど、噛んだときに感じる食感、つまり歯ざわりや噛みごたえは、グルメ番組の食リポで視聴者を引きつける重要な要素です。

　歯ざわりや噛みごたえは、歯の表面で感じているのではありません。歯の表面のエナメル質に感覚はなく、実際には咀嚼筋（噛むための筋肉）と歯根膜の感覚で成り立っています。

　咀嚼筋の内部には、筋紡錘という一種のセンサーがあります。筋紡錘は特殊な筋繊維が束になった感覚器官で、とても敏感にできています。一方、歯根膜は、噛んだときの圧力を鋭敏に感じ取るセンサーです。食べ物が歯にあたると、その感覚を歯根膜のセンサーがキャッチし、噛んだときには咀嚼筋がその力を感知。歯根膜も噛んだ圧を感じ、それらの情報が脳に伝わって総合的に判断され、歯ざわりや噛みごたえとして認識されるのです。食べ物をよく噛むことで、これらの感覚をじっくり楽しむことができ、食べ物の味わいは深まります。

　「ホムンクルス」をご存知でしょうか。カナダの脳外科医ペンフィー

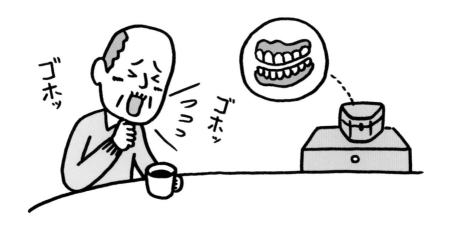

ルド（1891〜1976）が描いた、体中から集まってくる刺激を脳のどの場所が判断しているかを表した図です。この図を見ると、指の感覚を判断する場所が最も大きく、次に大きいのが口や舌となっています。つまり、ヒトにとって口の中から得られる情報は非常に重要なものであり、それだけ繊細につくられているということです。

　食べることは人生の大きな楽しみです。甘い、しょっぱい、辛いなどの味覚や料理の見た目、その場の雰囲気に加え、歯ざわりや噛みごたえを感じることによって食は豊かになります。宇宙飛行士が食べる宇宙食は、宇宙飛行が始まったばかりの頃はペースト状でチューブに入っていましたが、現在は宇宙飛行士の出身国を代表するメニューも開発され、宇宙日本食には各種ラーメン、サバの味噌煮、各種カレー、わかめスープなどのほか、羊羹といった甘味まであります。宇宙食も、機能性の追求から、食感を含めた美味しさも重視する方向に変わっているのです。

　食を総合的に楽しむためには、自分の歯を守ることが大切ですが、年をとって歯を失い、総入れ歯になった場合は、歯根膜の代わりに歯ぐきのセンサーが働くようになります。歯根膜に比べて感度は劣るものの、きちんと調整した入れ歯を使えば歯ざわりや噛みごたえを感じることができます。

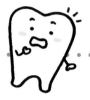

入れ歯を外すと誤嚥しやすくなる

| 解説 | **中堀紀久子** 喜胡デンタルクリニック院長

　　食べ物を噛んでのどに送り込む際には、舌を口蓋（口の中の上にある壁）に押し付けて、飲み込むための圧力をかける必要があります。しかし、歯をすべて失っている人は、舌で口蓋を押し付ける力が弱く、うまく飲み込めないため誤嚥しやすくなります。

　この仕組みを少し詳しく説明しましょう。**私たちが食べ物を口に入れてから飲み込むまでは5つの時期に分けられ、「摂食嚥下の5期モデル」と呼ばれます。**5期モデルのどこかに問題があると、食べるという行為は困難になります。

【先行期】　食べ物を口に入れるまでの時期。目で見たり香りを感じたり触ったりして、食べ物を認知し、判断する

【口腔準備期】　食べ物を口に取り込み、飲み込みの準備をする時期。食べ物を噛み、舌を使って唾液と混ぜ合わせ、1回で飲み込める量にまとめる。まとめたものを「食塊」という

【口腔期】　食べ物をのどへ送り込む時期。舌の先を口蓋に押し付け、口・鼻・のどを閉めて口腔内の圧（嚥下圧）を高め、食塊を送る

【咽頭期】　食塊を飲み込む時期。嚥下反射により、約0.5秒で食塊がのどから食道へ送られる

【食道期】　食塊が重力や食道のぜん動運動により胃に運ばれる

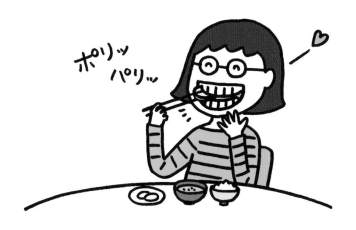

　歯をすべて失ってしまうと、口腔期において嚥下圧が十分に高まらず、食塊をのどに送り込む動きがスムーズでなくなります。実際にやってみるとわかりますが、舌の上の食塊を飲み込もうとするときには、口と歯を閉じ、口腔内を閉鎖空間にして圧を高めています。しかし、歯がない人はこの圧をしっかり高められないのです。それでも、**きちんと調整された入れ歯を装着していれば、食塊をのどに送り込んで飲み込むために十分な嚥下圧をつくることができます。**

　歯がないにもかかわらず、入れ歯が合わない、面倒などの理由で、入れ歯を外したままで日常生活を送る人は少なくないようですが、唾液を飲み込んだり、水分を摂るときも、先行期・口腔準備期・口腔期・咽頭期・食道期という流れは同じです。入れ歯が合わないのであれば調整し、食事のとき以外も装着するようにしましょう。そうすることで誤嚥を防ぎ、飲み込む力を保つことにもつながります。

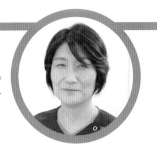

中堀紀久子 喜胡デンタルクリニック院長

2017年愛知県一宮市にて開業。訪問歯科専門クリニックでの勤務医時代に、家族の介護と往診という2つの側面を勉強する。以来、患者はもちろん介護側の負担軽減にも努めている。

睡眠時無呼吸症候群なら 嚥下障害にも要注意

解説 木全信之 医療法人 Pleasure きまた歯科院長

睡眠時無呼吸症候群（SAS）は、睡眠時に無呼吸を繰り返すことでさまざまな合併症を起こす病気です。SASには、空気の通り道である気道が狭くなったり、閉塞して起こる「閉塞性睡眠時無呼吸症候群」と、脳から肺を動かす信号が出ないために起こる「中枢性睡眠時無呼吸症候群」があり、嚥下障害と関係があるのは、閉塞性睡眠時無呼吸症候群です。ここでは、閉塞性睡眠時無呼吸症候群をSASとして、嚥下障害との関係を解説します。

SASの原因は、筋力の低下、肥満（舌が重い、首まわりの脂肪が多い）、扁桃肥大、あごの形の問題などです。中でも筋力の低下は加齢が主な要因で、舌筋の衰えによって嚥下障害も同時に起こるため、SASのある人は嚥下障害にも注意する必要があります。

飲み込む力が低下すると、睡眠時に舌筋が弛緩し、舌がのどの方へ下がってしまうため、舌がのどを塞いで無呼吸状態になります。SASの重症度は、睡眠中の10秒以上の無呼吸と低呼吸を合わせた回数で判断し、一晩（7時間）に5〜15回未満は軽症、15〜30回未満は中等症、30回以上は重症です。

たとえ軽症でも、SASの人は舌筋の筋力が低下している可能性があります。放置するとSASも嚥下障害も進行してしまう危険があるので、普段から舌筋を鍛えておきましょう。そのために**効果的なのが、**

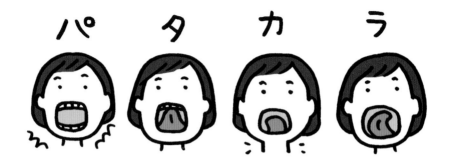

「パタカラ体操」です。パ、タ、カ、ラの４つの音を破裂させるようにはっきりと発音するだけですが、舌筋のトレーニングに最適です。

　まず、「パ」と発音するときは、唇をしっかり閉じなければなりません。舌と直接関係しないものの、口輪筋を鍛える効果があり、口呼吸を改善します。睡眠中に口呼吸になっていると舌が落ち込みやすいので、口輪筋を鍛えることも大切なのです。

「タ」は舌の前方、「カ」は舌の後方、「ラ」は舌の先端の筋力トレーニングになります。発音しにくい音がある場合は、その音の発音を念入りに行いましょう。

　SASは自分自身では気づきにくい病気です。大きないびき、夜間の頻尿、日中の眠気や朝起きたときの頭痛などがある場合はSASが疑われるので、睡眠の専門外来などを受診しましょう。治療は、減量（肥満がある場合）、寝るときは横向きに寝る、お酒を控える（アルコールには筋肉を弛緩させる働きがあるため）といった生活習慣の改善を基本に、CPAP という装置からホース、マスクを介して空気を気道へ送るCPAP療法（持続陽圧呼吸療法）を行うこともあります。

　SAS を放置すると、高血圧、脳卒中、心筋梗塞などのリスクが２〜３倍高くなり、認知障害などのリスクも上がるので、SASの治療を行うとともに舌筋の筋力アップにも取り組みましょう。

「食べ方」が原因で 歯並びが悪くなることもある

解説 木全信之 医療法人 Pleasure きまた歯科院長

　　　歯並びが悪くなる原因は、あごの大きさや歯の形など遺伝的なものや、長年の生活習慣、むし歯や歯周病、抜歯後の放置などさまざまですが、子供の場合は「食べ方」も強く影響します。

　子供の歯並びに悪影響を与える食べ方の代表例は、奥歯でよく噛まずに飲み込むことと、唇を開けたまま食べることです。

　奥歯でよく噛まず、前歯だけで噛む習慣があると、下あごを水平に動かすことが少なくなるため、あごの筋肉や骨の発育が不十分で歯並びが悪くなる可能性があります。前歯は食べ物を噛み切ることが本来の役割で、前歯が大まかに噛み切ったものを、奥歯がすり潰して細かくします。すり潰すとき下あごが水平に動き、この動きがあごの筋肉や骨の発育を促します。

　次に、口呼吸で唇を開けたまま食べると、歯並びに関わる筋肉のバランスが崩れ、歯並びが悪くなってしまいます。口呼吸になるのは口を閉じる力が弱いためで、クチャクチャと音を立てて食べることが特徴です。

　舌の運動機能が十分でないことが原因ということもあります。舌がうまく働かないと、飲み込む際の嚥下反射が起こりにくくなり、無理に飲み込もうとすると唇や頰の筋肉が異常に緊張します。すると舌が歯の裏側に強く押しあてられ、上下の歯の間から舌が突き出るように

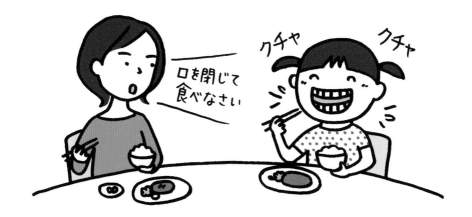

なるため、歯並びが悪くなってしまうのです。

　一度身についてしまった食べ方を改善するのは簡単なことではありませんが、**「口腔筋機能療法（MFT）」という方法があります。舌、唇、頬の筋肉の動きを正常にするためのトレーニング**で、根気よく続けると、噛むときや飲み込むとき、発音するとき、安静にしているときの舌や唇の位置の改善が見込め、口呼吸の改善も期待できます。その結果歯並びが改善され、MFTだけで歯並びがよくなることもあります。数年かかりますが、思春期に悩んだり、大人になってから矯正治療を行うことを考えれば、子供のうちに食べ方のクセを直しておくことが望ましいでしょう。

　食べ方の悪いクセは、奥歯で噛む習慣がつきづらいやわらかいものが中心の食事、鼻炎・鼻中隔湾曲症など鼻の病気による口呼吸などが原因です。早めに気づき、原因を取り除くことがよい歯並びをつくります。

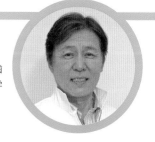

木全信之　医療法人 Pleasure きまた歯科院長

愛知学院大学歯学部卒業。1990年愛知県小牧市に「きまた歯科」開業。所属学会は、日本訪問歯科医学会、日本口腔衛生学会、日本全身咬合学会など。愛知学院大学歯学部非常勤講師。

よく噛むだけではダメ！
「奥歯で噛む」が大事

▌解説▌ **森川真作** 森川歯科クリニック院長

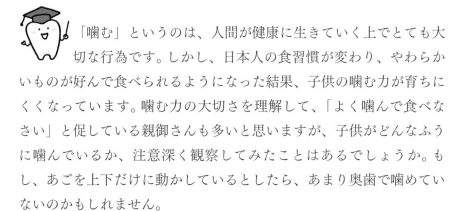

「噛む」というのは、人間が健康に生きていく上でとても大切な行為です。しかし、日本人の食習慣が変わり、やわらかいものが好んで食べられるようになった結果、子供の噛む力が育ちにくくなっています。噛む力の大切さを理解して、「よく噛んで食べなさい」と促している親御さんも多いと思いますが、子供がどんなふうに噛んでいるか、注意深く観察してみたことはあるでしょうか。もし、あごを上下だけに動かしているとしたら、あまり奥歯で噛めていないのかもしれません。

人間は固いものを食べるとき、あごを上下、左右に動かして噛みます。この運動があごのまわりの筋肉を刺激し、あごの骨の発育を促します。しかし、よく噛んでいるように見えても上下の動きだけだと、筋肉が十分に使われず、あごの骨の発育も止まってしまうのです。

よく噛む習慣をつけるのは、4〜5歳から始めるのがベストです。前段階のトレーニングは、母乳を吸うことなどで赤ちゃんが自然に行っており、乳歯が生えそろう2〜3歳頃までに噛むための準備が整います。その頃から、リンゴなど少し固めの果物などを食事やおやつに取り入れ、**4歳くらいから、セロリやゴボウなど繊維が豊富な野菜や根菜、スルメやフランスパンなど弾力があるものを与えると、あごを左右に動かし、奥歯ですりつぶして食べる練習になります。**とはい

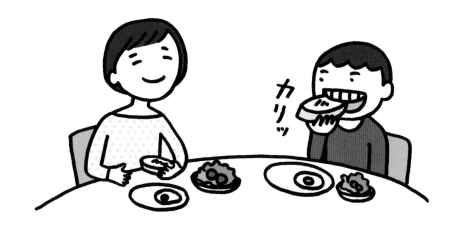

え、これらの食品は基本的に"大人の味"なので、子供が好む味付けにするなど工夫しましょう。

どのくらいの大きさに切るかも大切なポイントです。小さすぎると丸飲みしてしまうので、食べる様子を見ながら、成長に合わせて適度な大きさに切ってあげましょう。また、片方だけで噛む「片噛み」のクセがあると、噛み合わせ、顔やあごのゆがみ、姿勢のゆがみにも影響するので、左右の歯でまんべんなく噛むように促します。

最近は、子供が噛むトレーニングをするためのガムやグミなどもあるので、誤嚥の心配がなくなった頃から試してみるのもよいでしょう。さまざまな固さや食感のものをよく噛んで食べることで、舌の使い方も上手になり、前歯で噛んだものを奥歯の近くへとスムーズに運べるようになります。

よく噛むためには姿勢も重要です。足がぶらぶらしていると奥歯でしっかり噛むことができないので、食事のときは、椅子に浅めに腰掛け、床に足の裏がきちんとついた状態であることを確認しましょう。食べるときの姿勢が悪いと、歯並びにも影響を与えます。

奥歯も使ってよく噛む習慣は、永久歯に生え替わる前までに付けたいものですが、大切なのはその子のペースに合わせることです。噛む力の発達には個人差があるので、あせらずに進めてください。

「もぐもぐ」を
甘く見てはいけない

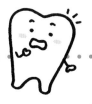

| 解説 | **森川真作** 森川歯科クリニック院長

　　　　私たちは普段「咀嚼（そしゃく）」を無意識に行っていると思いますが、実はとても複雑な動作で、歯並びや噛み合わせが悪い場合や、脳卒中の後遺症などで舌や頰にマヒが残った場合には、正常に咀嚼ができず、「咀嚼障害」が起こります。

　そもそも、正常な咀嚼とはどのようなものでしょうか。食べ物を口に入れたところから順番に説明すると、①噛み切ったものを奥歯に運んで砕く「粉砕（ふんさい）」、②奥歯ですり潰す「臼磨（きゅうま）」、③唾液と混ぜ合わせる「混合」、④舌の上でひとかたまりにまとめ、食塊をつくる「食塊形成（しょっかいけいせい）」という、4段階で成り立っています。噛み砕き、すり潰し、唾液と混ぜ合わせてどろどろの食塊にすることで、食べ物は飲み込むのに適した状態になるのです。

　咀嚼は、歯、上下のあご、舌、頰がそれぞれきちんと役割を果たし、唾液の分泌もないと正常に行われません。咀嚼障害の原因で、年齢に関わらず多いのは歯並びや噛み合わせが悪いことです。歯並びや噛み合わせが悪いことを、歯科の専門用語で不正咬合といいますが、不正咬合には、いわゆる乱ぐい歯や八重歯に代表される「叢生（そうせい）」、上あごの歯が前に飛び出している「上顎前突（じょうがくぜんとつ）」、下あごが上あごよりも前にあり、噛み合わせが逆になっている「下顎前突（かがくぜんとつ）」、歯と歯の間に隙間がある「空隙歯列（くうげきしれつ）」など、さまざまな種類があります。

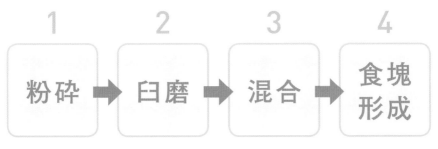

咀嚼の4段階とは

1	2	3	4
粉砕	臼磨	混合	食塊形成
噛み切ったものを奥歯に運んで砕く	奥歯ですり潰す	唾液と混ぜ合わせる	ひとかたまりにして食塊をつくる

　不正咬合の程度が重いと、粉砕や臼磨がうまくできません。程度が軽く、食べるのに不自由がなければ必ずしも咀嚼障害とはいえませんが、噛むための筋肉（咀嚼筋）やあごの関節に負担がかかったり、歯磨きをしても汚れが残りやすく、むし歯や歯周病のリスクが上がるため、不正咬合は予防や早期の治療が大切です。

　高齢者の場合で咀嚼障害として多いのは、脳卒中の後遺症です。粉砕、臼磨をスムーズに行うためには、内側から舌、外側から頬の力で食べ物を挟み、奥歯に食べ物を保持しなければなりませんが、舌や頬にマヒがあるとそれが難しく、食べ物が歯の表面に張り付いたままになってしまいます。このような場合は、咀嚼の状態に合わせて食べ物の固さや大きさなどを調整した食事（介護食）が必要になります。

森川真作 森川歯科クリニック院長

愛知学院大学歯学部卒業。2002年愛知県春日井市に「森川歯科クリニック」開業。所属学会は、日本歯周病学会、日本摂食嚥下リハビリテーション学会、日本老年歯科医学会など。

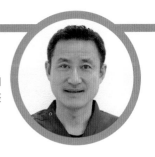

口を閉じている子の方が
総じて歯並びがよい

解説 ┃ **井上 博** 医療法人HIMAWARI理事長

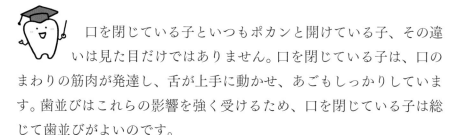

　口を閉じている子といつもポカンと開けている子、その違いは見た目だけではありません。口を閉じている子は、口のまわりの筋肉が発達し、舌が上手に動かせ、あごもしっかりしています。歯並びはこれらの影響を強く受けるため、口を閉じている子は総じて歯並びがよいのです。

　一般的に歯並びの良し悪しは、上下の前歯の距離、上下の前歯の中心、上下の歯の噛み合いで判断します。

【上下の前歯の距離】　きちんと噛み合わせたときに、上の前歯が下の前歯よりも2〜3mm前に出ている。その際、上の前歯が下の前歯の1／3ほどかぶさっている

【上下の前歯の中心】　上下の前歯の中心が合い、歯と歯の隙間がまっすぐになっている

【上下の歯の噛み合い】　前歯は上下の歯の隙間が水平。犬歯より奥の歯は上下の歯が交互に並び、互い違いに隙間なく接している

　歯並びが悪くなる原因はいくつかありますが、近年、口で息をする口呼吸の子供の増加が問題となっています。口呼吸の子供の口元を見ると、舌の位置を低くしたり、前に出したりしていることがよくあり

いつも口を閉じている子は歯並びが良い

ポカーン

ます。しかし、本来なら舌はほとんど口の中の上側に収まっているものです。舌の位置が適切で、唇や頬から適度な圧力がかかることによって、あごが発達していくのです。

　ところが**舌の位置が下がっていると、上あごが狭くなり、下あごが後ろに引っ込んで出っ歯（上顎前突）になることや、下あご全体が前に突き出て受け口（下顎前突）になることがあります**。また、口が閉じていれば歯が舌で後ろから押されても、唇で前からしっかり押さえられますが、口が開いていると、歯が前方に傾いて上下の前歯の間に隙間ができやすくなります。

　子供が口を開けたままにしていることが多い、食べ物などを飲み込むとき舌を前歯の裏を押すように前方に出す、食べるのが速い、または食べるのが遅いといったことがある場合は、口呼吸の影響で歯並びや噛み合わせの問題が起こり始めている可能性があります。歯並びが悪いと、うまく発音できない音があって言葉が聞き取りにくいなど、コミュニケーションにも影響を及ぼすことがあるので、早く気づいて対処することが重要です。

　歯並びは乳児期から学童期が大切な時期なので、口呼吸の原因となる病気（鼻炎や鼻中隔湾曲症など）の治療、歯科医院での唇や舌のトレーニングなどで口を閉じて呼吸する習慣を付けてあげましょう。

日本ではチャームポイント
世界では嫌われ者の八重歯

■ 解 説 ┃ 井上 博 医療法人HIMAWARI理事長

八重歯とは、糸切り歯（犬歯）が歯列からはみ出し、前方へ突き出た状態のことです。日本ではチャームポイントとして受け止められ、最近は付け八重歯などというものもあるようですが、歯科医学的には「叢生（そうせい）」という不正咬合（歯並びや噛み合わせが悪いこと）の一種で、海外では積極的に歯列矯正が行われます。とくに**西洋諸国では、八重歯はドラキュラや狼男、魔女などと関係付けられ、デビルストゥース（悪魔の歯）とも呼ばれて忌み嫌われる**上に、歯並びが悪いのを放置しているということで、自己管理能力が低く不健全とみなされてしまいます。アジアの国々においても、**中国では「虎の歯」と呼び、幸福が逃げる、親や夫・妻と早く離別するなどネガティブな迷信があり、韓国や台湾でも歌手や俳優に八重歯のある人は昔からいません。**

なぜ日本人だけが八重歯を「可愛い」と感じるのかは、諸説ありますが、若さ（幼さ）を感じさせ、未完成の美としての魅力があるためだともいわれています。しかし、そのような文化もグローバル化によって変わり始めています。何よりも、口腔内の健康を保つ上で八重歯は好ましくなく、治療するべきであるという正しい認識が日本にも浸透しつつあります。

八重歯の部分は歯磨きをしても汚れが残りやすく、むし歯や歯周病

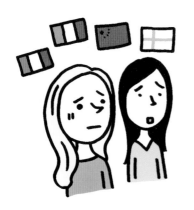
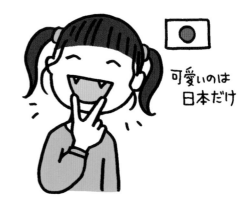

可愛いのは
日本だけ

になるリスクが高いことは容易に想像できると思いますが、犬歯の役割を十分に果たせないことも実は大きな問題なのです。犬歯の重要な役割は、奥歯を守ることです。食べ物を咀嚼するとき、あごを左右に動かして奥歯ですり潰しますが、このとき、犬歯がガイドとなって奥歯に過剰な負荷がかかるのを防いでいるのです。

　上下の歯が噛み合った状態で、あごを左右どちらかにずらしてみてください。少しずらすと犬歯があたり、奥歯が離れるのがわかると思います。歯は、上下にかかる力には強い一方、横方向や斜め方向にかかる力には弱いため、犬歯のガイドが必要であり、そのために犬歯の根は歯の中で最も長く、横方向の力に強くできています。

　犬歯が八重歯になっているとこのガイドがうまく働かず、奥歯が割れたり、歯が倒れることもあります。犬歯が十分に機能を果たせるように八重歯は歯列矯正などで正しい位置に戻してあげましょう。

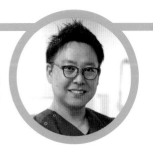

井上　博　医療法人HIMAWARI理事長

1998年愛知学院大学歯学部卒業。三重県四日市市に「歯科診療所ひまわり」「ReBon Dental Clinic」、同県津市に「ここあ歯科」を運営。所属学会は、日本歯周病学会、日本障害者歯科学会など。

歯科医院でしか
落とせない口の汚れがある

解説 **福島敦司** 天の川歯科院長

「毎食後の歯磨きを欠かさず、歯間ブラシもデンタルフロスも使っている」という人でも、それだけで歯垢や歯石を完全に落とすことはできません。また、むし歯菌や歯周病菌は、一度感染してしまうとゼロにすることは難しいため、歯科医院で定期的な「プロフェッショナルケア（専門的口腔ケア）」を受けることが推奨されています。プロフェッショナルケアとは、歯の専門職である歯科医師や歯科衛生士が行う口腔内の点検・クリーニング・指導です。

手順は、まず「プローブ」という器具で歯周ポケットの深さを調べ、次に、歯にこびりついた歯石や歯垢、それとタバコやお茶、コーヒーなどによる黄ばみやくすみ（ステイン）を、「ハンドスケーラー」や「超音波スケーラー」で取り除きます。超音波スケーラーは、細かい振動により効率的に歯石などを落とすことができます。

歯垢がたまり、歯石ができやすいのは、主に前歯の裏側や、奥歯と奥歯の間など歯ブラシで磨きにくい部分です。とくに、**歯と歯ぐきの**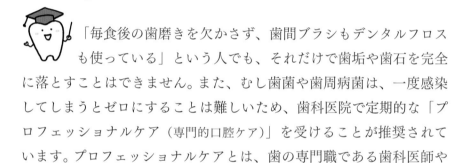**境目にある歯肉溝は、歯間ブラシやデンタルフロスを毎日使っていても歯垢がたまりやすく、放置すると歯周病の原因になります。**よく磨いていたはずなのに、知らない間に歯周ポケットができていることもあるので、定期的にプローブでチェックする必要があるのです。歯垢が固まって歯石ができると、そこに新たな歯垢が付着しやすくなりま

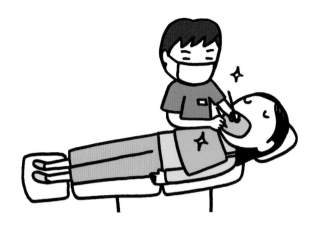

す。

　プロフェッショナルケアは、歯垢や歯石のたまりやすさにもよります が、３〜６カ月に１回受けるのが理想です。磨き残しが目立つような場合や歯周ポケットの状況などによっては、正しい歯磨きや歯間ブラシの使い方などの指導も行われます。

　最近は、プロフェッショナルケアのクリーニングの部分を、特殊な機械を使って行う「PMTC（プロフェッショナル・メカニカル・トゥース・クリーニング）」（直訳すると「専門的機械的歯面清掃」）が普及しつつあります。PMTCは、「イリゲーション」と「歯面清掃」の２つで構成されます。イリゲーションは細いチップを使い、超音波と水で歯周ポケット内の歯垢を除去すること、歯面清掃は回転ブラシやラバーチップで歯にこびりついた歯垢やステインを除去することです。そして最後にむし歯を予防するフッ素をコーティングします。

　PMTCは、予防歯科の先進国であるスウェーデンのペール・アクセルソン博士が提唱した歯科予防処置であり、単に見た目をきれいにする歯面研磨とは異なります。現在は保険適用外なので、数千円から２万円程度の費用がかかりますが、むし歯や歯周病の予防効果、さっぱり感は格段に高くなります。訪問歯科診療にPMTCを取り入れている歯科医院もありますので、問い合わせてみるとよいでしょう。

高齢者のむし歯が増えている

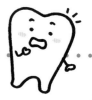

| 解 説 | **福島敦司** 天の川歯科院長

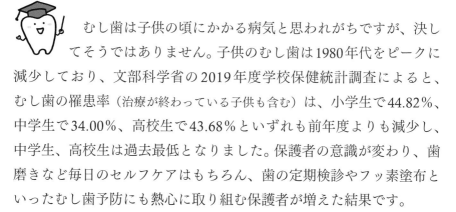

　むし歯は子供の頃にかかる病気と思われがちですが、決してそうではありません。子供のむし歯は1980年代をピークに減少しており、文部科学省の2019年度学校保健統計調査によると、むし歯の罹患率（治療が終わっている子供も含む）は、小学生で44.82％、中学生で34.00％、高校生で43.68％といずれも前年度よりも減少し、中学生、高校生は過去最低となりました。保護者の意識が変わり、歯磨きなど毎日のセルフケアはもちろん、歯の定期検診やフッ素塗布といったむし歯予防にも熱心に取り組む保護者が増えた結果です。

　こうした状況とは反対に、高齢者のむし歯は増加傾向にあります。**高齢者のむし歯は子供のむし歯とは少し違います。子供のむし歯は噛む面（咬合面）から発生しやすいのに対して、高齢者の場合は歯の根もとに発生するのが特徴**で、これには歯周病が関係しています。歯周病が進行し、歯を支えている歯槽骨が溶けてしまうと、その影響で歯ぐきが縮み、本来は隠れている歯の根もとが露出するようになりますが、歯の根もとは酸に弱く、むし歯になりやすいのです。

　むし歯ができるメカニズムをおさらいしておきましょう。むし歯は、むし歯菌が口腔内に残った糖分を取り込み、歯垢として歯にこびりつくところから始まります。むし歯菌は歯垢の中でさらに増殖し、糖分から酸を作り出して歯のエナメル質や象牙質を溶かします。

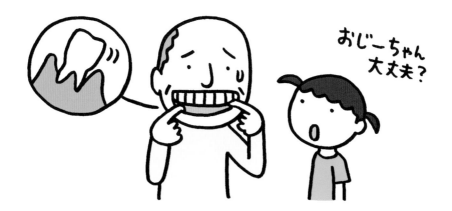

　一般的に高齢者はエナメル質が薄く、唾液の分泌量も少ないためむし歯になりやすいのですが、歯の根もとがむし歯になると根もとが弱って歯が折れ、普通よりも早く歯を失うことになります。

「80歳になっても自分の歯を20本以上保とう」という「8020運動」の成果で、今は75〜84歳の人の半数以上が自分の歯を20本以上保っています。しかし、その一方でむし歯のある高齢者の割合は増え続けており、厚生労働省の2016年歯科疾患実態調査によると、75〜84歳の87.8%、85歳以上の72.1%にむし歯があります。

　自分の歯を残すのはとてもよいことですが、加齢で口の中の感覚が低下し、手の動きもやや不自由になると、磨き残しが出てむし歯のリスクが上がるのも事実です。だからこそ、定期的な歯科検診で口腔内の健康を保つことが重要なのです。もし通院できなくなった場合も、訪問歯科診療でむし歯の治療と予防を続けましょう。

福島敦司 天の川歯科院長

鹿児島大学歯学部卒業。2010年三重県津市に「天の川歯科」開業。在宅療養支援歯科診療所届出済。高齢者医療に力を注いでいる。所属は、日本訪問歯科協会など。

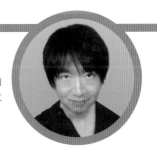

災害避難時は
「歯磨き」が命を守る

解説 **虎谷 彌** ふれあいの杜歯科・こども歯科院長

　　　　災害大国の日本では、どこに住んでいても、また誰でも、避難生活を余儀なくされる可能性があります。いざというときのために、非常持出袋の中に防災セットを用意している人も多いと思いますが、そこに歯ブラシなどは入っているでしょうか。避難中に口腔内の清潔を保つことは命を守ることにつながるので、最低でも家族の人数分の歯ブラシを防災セットの中に入れておきましょう。

　避難中は、どうしても口腔内のケアがおろそかになりがちです。食べ物や飲み物、トイレといったことが優先されますし、ライフラインが止まり、水が不足すればまず飲み水のことを考えざるを得ません。しかし、**何日も歯磨きをしないとむし歯菌や歯周病菌が大量に繁殖し、とくに高齢者は、寝ている間、横になっているとき、食後などにそれらが唾液などとともに気管に入り込み、誤嚥性肺炎を引き起こしてしまうことがあります。**

　平常時でも、何らかの事情で口腔内の清潔が保たれず、飲み込む力（嚥下機能）が低下していると誤嚥性肺炎になりやすいですが、避難中は、栄養不足や睡眠不足、ストレスによる免疫力の低下、食後すぐ横になる環境、持病の悪化などで誤嚥性肺炎のリスクが上がります。また、トイレの回数を減らそうと水分摂取を控えることやストレスによって唾液の分泌量が減ります。唾液は口腔内の細菌を洗い流す働き

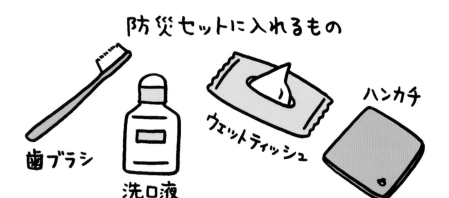

防災セットに入れるもの

歯ブラシ　洗口液　ウェットティッシュ　ハンカチ

があるので、分泌量が減ればさらに危険は増します。

　口腔ケアグッズとして防災セットの中に入れておきたいのは、歯ブラシ、洗口液、ウエットティッシュ、ハンカチなどです。水が少ないときは、紙コップなどに30mℓほど水を入れ、その水で歯ブラシを濡らして歯を磨き始めます。歯ブラシが汚れてきたら、ウエットティッシュかティッシュペーパーで拭き取り、また歯を磨く――これをこまめに繰り返し、最後に紙コップの水で2〜3回に分けてすすぎます。洗口液で行う場合は、まず洗口液で20秒ほどかけてすみずみまで口をすすぎ、それから歯を磨きます。水で口をすすぐ必要はありません。洗口液や水がなくても、上記のような要領で歯磨きをしましょう。歯ブラシもないという場合は、ウエットティッシュやハンカチを指に巻き、歯を1本1本丁寧にぬぐいましょう。これだけでも汚れを取る効果があります。入れ歯は入れっぱなしにせず、やはり毎食後に汚れを拭うなどします。入れ歯洗浄剤を防災セットに用意しておくことも忘れずに。唾液の分泌を促す唾液腺マッサージ（10ページ参照）を、食前や食後に行うこともおすすめします。

　災害時は、専門職による災害歯科保険医療チームが避難所に入る取り組みも進んでいます。チームが来たら、心配事は些細なことでも遠慮なく相談しましょう。

妊娠中はむし歯よりも 歯ぐきの病気に注意！

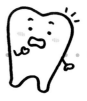

解説 **虎谷 彌** ふれあいの杜歯科・こども歯科院長

妊娠にまつわる歯のトラブルというと、「赤ちゃんにカルシウムを取られるからむし歯ができやすいこと」を心配する人が多いようですが、これは科学的根拠の全くない俗説です。お母さんの歯から、カルシウムなどの成分が溶け出るということはありません。

それよりも注意しなければならないのは、歯ぐきの健康です。**妊娠中は女性ホルモンの影響で、歯ぐきの腫れ、出血など歯肉炎の症状が起こりやすくなるのです。**少し詳しく説明すると、「エストロゲン」と「プロゲステロン」という女性ホルモンが血液中に増え、この２つのホルモンを歯周病菌の一部が栄養源にしているため歯周病菌が増殖し、歯周病の初期症状である歯肉炎になりやすいということです。

妊娠中に発症する歯肉炎は、「妊娠性歯肉炎（または妊娠関連歯肉炎)」と呼ばれます。歯ぐきに赤みや腫れがある、歯と歯の間の歯ぐきが丸く厚みを持ってふくらんでいる、歯磨きのときなどに出血するという症状がある場合は、早めに歯科を受診しましょう。

治療の基本は、歯磨きなどのセルフケアと、歯科医師や歯科衛生士によるプロフェッショナルケアにより、口腔内の清潔を保つことです。歯ぐきが腫れている部分は出血しやすいですが、避けずに軽い力で丁寧に磨くことが大切です。磨き方や注意点を歯科医師や歯科衛生士に聞き、その通りに実行してください。口腔内の清潔は、妊娠性歯

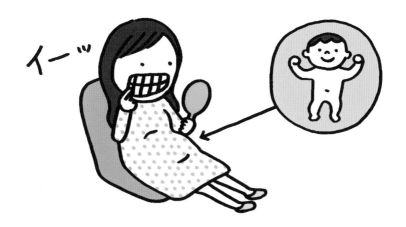

肉炎の予防にもなります。

　妊婦さんの中には、妊娠性エプーリスという"できもの"が歯ぐきにできる人もいます。妊娠性エプーリスは良性の腫瘍で、あまり大きくなることのないまま、出産後に自然に小さくなるか消えてしまうことがほとんどなので、あまり心配しなくても大丈夫です。切除したりはせず、妊娠性歯肉炎と同じようにセルフケアとプロフェッショナルケアで口腔内の清潔を保つことが基本になります。定期的に歯科に通うことは経過観察にもなるので、きちんと通院しましょう。

　つわりで歯磨きがつらいときは、ヘッドの小さな歯ブラシを使う、歯ブラシを舌に当てないようにする、体調のよい時間帯に歯磨きをするなどの工夫をしてみてください。

　妊娠中は、良質なたんぱく質やカルシウムを含むバランスのよい食事を摂るようにしましょう。食べたカルシウムは胎盤を通じて赤ちゃんに届けられ、歯の芽をしっかり作るための材料になります。

虎谷　彌 ふれあいの杜歯科・こども歯科院長

北海道大学歯学部卒業。歯学博士。北海道札幌市にて「ふれあいの杜歯科・こども歯科」開業。所属学会は、日本歯周病学会、日本摂食嚥下リハビリテーション学会。日本学校歯科医会など。

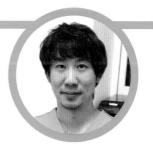

人は足腰ではなく口から衰える

| 解説 | **南 清和** 医療法人健志会ミナミ歯科クリニック総院長 |

　　　長く歩けなくなった、階段の上り下りがつらくなった、つまずきやすくなった――そう気づくと、「足腰が弱った」と人は感じます。加齢による身体の衰えを最初に気づきやすいのが足腰であることから、「人は足腰から衰える」といわれてきました。しかし、実際には、足腰の衰えを自覚する前に、口腔機能の衰えが始まっています。例えば、「滑舌が悪くなる」「食べこぼしをする」「わずかなむせ」「噛めない食品が増える」「口の乾燥」など、ちょっとしたことなのですが、これらはすべて口腔機能の衰えを示す症状です。

　　加齢に伴う口腔機能の衰えは、「オーラルフレイル」と呼ばれます。「フレイル」は「虚弱」という意味で、身体の衰えを表す言葉として使われていますが、フレイルの中でも口腔機能の衰えをオーラルフレイルというのです。オーラルフレイルの兆候は些細なこととして見逃されやすく、気がつきにくいのですが、やがては噛む、飲み込むといった食べる機能や話す機能が低下し、心身の衰えにまでつながる負の連鎖が生じるため危険です。オーラルフレイルの人が抱えるリスクは、身体的フレイルが2.4倍、加齢などのために筋肉量が減少するサルコペニアが2.1倍、要介護認定が2.4倍、総死亡リスクが2.1倍という疫学データもあります。

　　オーラルフレイル対策として日本歯科医師会がすすめているのが、

1
かかりつけの
歯科医
を持つ

2
"些細な
衰え"に
気をつける

3
バランスの
取れた食事
をする

①かかりつけの歯科医を持つ、②"些細な衰え"に気をつける、③バランスの取れた食事をするの3つです。まず、かかりつけの歯科医を持っていれば、むし歯や歯周病で歯を失うのを防ぐことができ、口腔機能の低下にも気づきやすくなります。次に、"些細な衰え"に早く気づくことによって、必要な治療や効果的なリハビリを早期に行って口腔機能を回復させることができます。そして、バランスのよい食事をすることは、口腔を含めた全身の健康を保つ基本中の基本です。

　人生100年時代の課題として関心が高まりつつあるオーラルフレイル対策ですが、**介護施設に入所している人や在宅療養中の人の67%がオーラルフレイルだったというデータがあり、訪問歯科診療の重要性を示すエビデンスとして注目されています。**口腔機能の"些細な衰え"は、検査でとらえられないものもあるため、日常生活での食べる、話す、歯を磨くといった動作を、注意深く観察して小さな変化を見つけることが大切です。定期的に訪問歯科診療を受けていればそれが可能であり、オーラルフレイルの原因となっているむし歯や歯周病の治療、合わない入れ歯の調整、その人に合ったリハビリや歯磨きの指導をタイミングよく提供することができます。

義歯調整は
噛みやすいだけでもダメ

| 解 説 | **南 清和** 医療法人健志会ミナミ歯科クリニック総院長

　　　　入れ歯の調整に関する相談で、「噛み合わせが高すぎて噛みにくい」という訴えは案外多いものです。確かに、**やや低い噛み合わせにすると早く慣れるため、患者さんは「噛みやすい」と感じるようですが、その反面、低い噛み合わせは時間が経つと思わぬ問題が起こってきます。**

　噛み合わせが低いと下あごの前歯の部分が前方に出ます。すると、あごの関節が後ろに移動して耳孔（耳の穴）を刺激し、その刺激で外耳孔の骨が厚くなるため、難聴を発症してしまうことがあるのです。あごの関節の後ろ側には耳につながる神経などがあり、そこが刺激されて耳に症状が出るというわけです。

　また、あごの関節が後ろに移動することで、舌が機能を営むのに必要な空隙（舌房）が狭くなります。前に出てこられない舌は後ろに引っ込んでしまい、そのために咽頭リンパ腺が刺激され、耳鳴りや肩こりが起こることもあるのです。

　さらに、あごの関節にも負担がかかり、あごが痛む・口が開かない・あごを動かすと音がするという3症状が特徴の顎関節症を引き起こすリスクも高くなります。顎関節症の影響は、頭痛や肩こり、首や背中の痛みなど全身に及ぶことも少なくありません。

　また、きちんと入れ歯を調整することで総入れ歯でもリンゴやピー

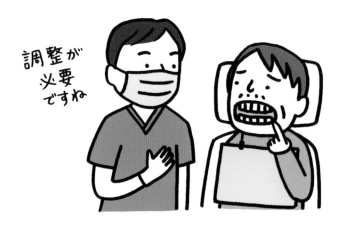

調整が
必要
ですね

ナッツを前歯で噛めるようになります。

総入れ歯は、一度作ると割れたりしない限り、ずっと同じものを使っている人が多いのです。そのため長く使っているうちに噛み合わせが合わなくなっているケースが多く見受けられます。結果として好きな物が食べられないだけでなく、栄養が十分に取れずにフレイルになってしまうなど、さまざまな問題を引き起こします。

「自分の入れ歯は合っているから大丈夫」という人もいますが、それは「合っていない状態に慣れてしまった」だけなのです。

私たちでも、よく咀嚼をしていない食べ物を飲み込むのは大変です。一方、よく噛めば容易に飲み込めます。高齢者も同様で、よく噛めれば飲み込めるのです。

咀嚼力を向上させることは嚥下障害の解決にもつながるのですが、これまでも入れ歯の噛み合わせを調整するだけで、ミキサー食から常食に移行できた例もあります。

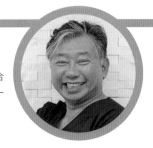

南 清和 医療法人健志会グループ
ミナミ歯科クリニック総院長・理事長

大阪府・兵庫県で健志会グループ8医院を運営。日本顎咬合学会元理事長。明海大学歯学部臨床教授、朝日大学等でオーラルリハビリテーション主任講師を務める。

食べると
むしろ歯がきれいになる

解説　仲村浩正　医療法人仁恵会なかむら歯科医院院長

　　むし歯の予防に毎食後の歯磨きが推奨されていることから、食べると歯が汚れると思っている人もいるかもしれません。しかし、食後に歯を磨くのは、食べ物に含まれる糖分をむし歯菌が取り込み、分解して酸を作り出してその酸が歯を溶かしてしまう（むし歯になる）のを防ぐためです。食べること自体は、むしろ歯をきれいにします。

　その事実を証明した有名な実験があります。犬の歯を左右どちらかの上の歯だけ抜き、餌を与えた後に歯の汚れ具合を調べたところ、上の歯を抜いた側の歯がより汚れていました。理由は唾液の分泌量のアンバランスです。上の歯がないと噛めないため、犬は上の歯がある側だけで噛みます。すると、噛めない側は唾液腺から唾液分泌量が減り、歯に汚れが残ってしまったのです。

　唾液にはさまざまな働きがありますが、中でも口腔内を洗い流してきれいにする働き（自浄作用）は、歯の清潔を保つ上で非常に重要なものです。**健康な人の場合、唾液は1日1ℓから1.5ℓも分泌され、口の中には常に2～3㎖の唾液が存在するといわれています。**食事をすると一時的に歯は汚れますが、同時に唾液がたくさん分泌され、自然にきれいになります。

　ただし、すべての歯をまんべんなくきれいにするためには、左右の

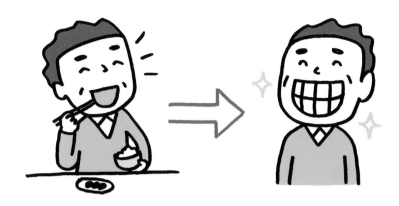

　歯でバランスよく噛むことが大切です。先程の犬の実験からもわかるように、片側でばかり噛んでいると、噛まない側は唾液の分泌量が少なく汚れが残りやすくなります。唾液を分泌する唾液腺は、耳下腺、顎下腺、舌下腺の３つがあり、それぞれ左右に存在しますが、左右バランスよく噛むことで唾液もバランスよく分泌されるのです。

　片側ばかりで噛む「偏咀嚼（へんそしゃく）」になる原因は、むし歯による痛み、歯周病によるぐらつき、欠損（歯が抜けてなくなってしまうこと）、歯並びなどです。偏咀嚼を長年続けていると、あごの歪みから歯並びの乱れ、顔や体の歪みを招くこともあるので、気になる場合は、歯科医院でチェックして原因を取り除き、両側で噛む習慣をつけましょう。唾液の分泌量を増やすためには、唾液腺マッサージ（10ページ）や舌のトレーニングも効果的です。

　また、**加齢や病気などのために口から食べられない状態になると、唾液の分泌量が激減し、自浄作用が働かなくなるため、放っておくとむし歯や歯周病が発症・悪化します。**「口腔ケア」は、それを防ぐ有効な手立てです。たとえ口から食事を摂っていなくても、朝晩、専用のブラシで歯をブラッシングしたり、スポンジで口腔内をぬぐうなどして清潔にしてあげると、むし歯菌や歯周病菌の増殖が抑えられ、誤嚥性肺炎の予防につながります。

「噛み合わせ」がよいと 足が速くなる！

■ 解説 ■ **仲村浩正** 医療法人仁恵会なかむら歯科医院院長

　アスリートのパフォーマンスに噛み合わせが密接に関係することが知られるようになり、子供の歯と運動能力に対する関心も急速に高まりつつあります。中学2年生の男女を対象に、「咬合力」（上下の歯の噛み合わせの力）と運動能力の関係を調べた調査※では、咬合力が高い子の方が男女とも足が速いことが明らかになっています。

　走るタイムの比較は持久走（男子1500m、女子1000m）と50m走で行われました。まず持久走ですが、男子の場合、咬合力の弱い子は平均6分21秒だったのに対し、咬合力の強い子は平均6分12秒で9秒速く、女子の場合はそれぞれ平均4分27秒と平均4分26秒で、咬合力の強い子の方が1秒速かったのです。50m走も同様です。男子で咬合力の弱い子は平均8秒1、咬合力の強い子は平均7秒6で、やはり咬合力の高い子が0.5秒速く、女子もそれぞれ平均8秒5、平均8秒4で咬合力の高い子が0.1秒速いという結果でした。

　なぜ、咬合力の差で運動能力に違いが表れるかというと、スポーツ時のパフォーマンスは歯を食いしばることによって飛躍的に向上するからです。咬合力が高いと重心が安定し、身体のバランスを取りやすくなることに加え、歯が噛み合わさると脳の「運動野」という部分に信号が伝わり、全身の骨格筋が反応して筋肉の活動が高まります。さらに、ぐっと噛むと歯根膜の下にある血管が押され、ポンプのように

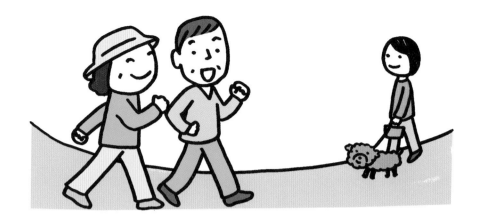

脳へと血液を送り込まれて脳の活動量が上がるのです。

　つまり、**人間の体に備わった機能が、咬合力によって最大限に発揮される**というわけです。先程の運動能力の調査でも、咬合力の高い子は男女に関係なく、握力、上体そらし、反復横跳び、ハンドボール投げなどでも優れていました。

　反対に、咬合力が低いと本来持っている身体能力を十分に生かすことができません。そのためにコンプレックスを抱くこともあるかもしれませんが、むし歯の予防や治療、噛み合わせを改善する治療を行って速く走れるようになれば自信を持つことができるでしょう。これは子供ばかりではなく大人にもいえることです。

　日本オリンピック委員会は、1987年から強化指定選手の定期健診に歯科を組み入れ、大会前から歯科医療専門職によるサポートも行われています。それだけ咬合力が重要視されているのです。

※出典：深井智子、安井利一：中学生の咬合状態と健康感および運動能力の関連性について『明海歯科医学 Vol.36』：37-41, 2007

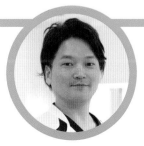

仲村浩正 医療法人仁恵会なかむら歯科医院院長

2006年大阪歯科大学卒業。大阪府柏原市に開業する「なかむら歯科医院」を父親から受け継ぎ、2019年より院長。所属学会は、日本補綴歯科学会、日本スポーツ歯科医学会など。

永久歯なのに 歯が伸びることがある

| 解説 | **玉川博文** 玉川歯科院長

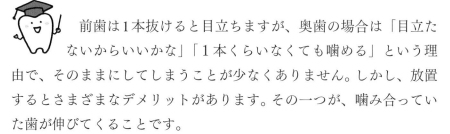

　　前歯は1本抜けると目立ちますが、奥歯の場合は「目立たないからいいかな」「1本くらいなくても噛める」という理由で、そのままにしてしまうことが少なくありません。しかし、放置するとさまざまなデメリットがあります。その一つが、噛み合っていた歯が伸びてくることです。

　上の歯と下の歯は互いにうまく噛み合っています。噛み合う相手の歯を「対合歯（たいごうし）」といいます。**歯が抜けると抜けた歯の対合歯は噛み合う相手がいないと、歯を支えている歯槽骨から出てきてしまい、歯が伸びるように見えるのです。**放っておくとどんどん伸びてきて、噛み合わせに狂いが生じます。すると噛んだときに一部の歯に過剰な負荷がかかってすり減り、ひどいときは歯が割れることもあります。

　また、実際には歯が伸びているのではなく、**歯が少しずつ抜けてきている状態なので、**歯がぐらついたり、最後には抜けてしまう可能性もあります。

　それだけではありません。抜けた歯の両隣の歯が抜けた歯のスペースを埋めるように傾くため、歯並びが悪くなってしまいます。

　対合歯が伸び、両隣の歯が傾いてくると、噛み合わせが悪くなります。食べ物を噛み砕いたり、すりつぶしたりする咀嚼力（そしゃくりょく）が低下します。あまり噛まずに飲み込まざるを得なくなり、胃腸に負担がかか

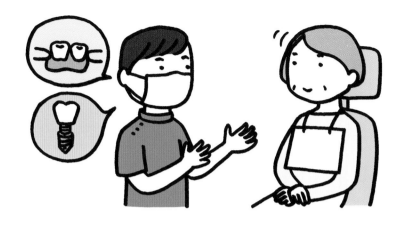

り、全身の健康にも悪い影響が出てきます。前歯を失うと唇に深いシワができるなど顔つきも変わってしまうことがあります。

　歯が抜けるいちばんの原因は歯周病です。ほとんどの方が歯周病にかかっていますので、できるだけ早期に、歯周病治療を行いましょう。歯周病の治療はむし歯の治療と異なり、治療を終えても定期的なメンテナンスを長期にわたり行う必要があります。歯周病の状態によりメンテナンスの間隔が変わります。歯周病を早期に治療を開始すると時間も回数もより少なくて済みますので、できるだけ早く治療を始めることが大事です。

　歯が抜けたらきちんと治療しましょう。治療法は、ブリッジ、部分入れ歯、インプラントの３つがあります。ブリッジは、抜けた歯の両側の歯を削って土台とし、連結した人工の歯を被せて固定する方法です。部分入れ歯は他の歯に金属のバネ（クラスプ）をかけて人工の歯を固定する方法です。インプラントは歯槽骨に金属製の人工歯根を埋め込み、それを土台に人工の歯を固定する方法です。いずれの方法にもいろいろなバリエーションがありますので、かかりつけの歯科医からよく説明を受け、ご自身のライフスタイルに合うものを選択しましょう。

鼻と口の連携プレーによって「味わい」が楽しめる

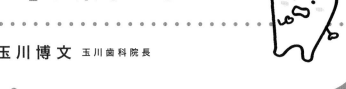

| 解説 | 玉川博文 | 玉川歯科院長 |

　風邪や花粉症のために鼻づまりがあると、食べ物が美味しくありません。鼻づまりの経験がないという人は、鼻をつまんでジュースを飲んでみてください。甘味は感じるものの、バナナジュースなのかオレンジジュースなのかわからないはずです。そして、鼻をつまんでいた手を放すと、ふわっと風味が広がり、「バナナだ」あるいは「オレンジだ」とわかります。つまり、食べ物を味わうときには、舌の味覚だけでなく嗅覚が重要な役割を果たしているのです。

　私たちが匂いを感じるとき、まず吸い込んだ空気の中に含まれる匂い分子が鼻の粘膜に溶け込みます。次に匂い分子が「嗅細胞（きゅうさいぼう）」を刺激し、匂いの信号が「嗅神経（きゅうしんけい）」を通って、鼻の奥の天井部分にある「嗅球（きゅうきゅう）」という部分でキャッチされます。嗅球が匂いの信号を大脳のさまざまな部分へ伝達すると、どのような匂いか、好きか嫌いか、以前に嗅いだことがあるかなど、情報が瞬時に統合・処理され、甘い匂い、香ばしい匂い、フルーティな匂い……などと感じるわけです。

　食べ物の味は、こうした匂いと、舌で感じる甘味、塩味、酸味、苦味、旨味、口全体で感じる温度、食感などが相まって感じられるもの。鼻と口の絶妙な連携プレーの賜物なのです。もちろん、見た目で判断する視覚や、噛む音を感じる聴覚も密接に関わっていますが、匂

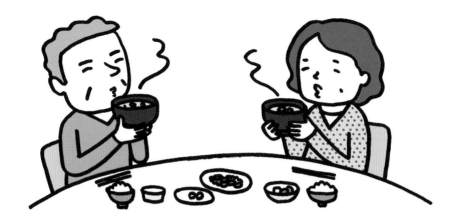

いの記憶が最も強く美味しさに結びついているといわれます。

　鼻づまりがあると何を食べても美味しくないのは、匂い分子が通る嗅裂という狭い通路がむくみ、匂い分子が嗅細胞に届かなくなってしまうからです。

　高齢になると、鼻づまりがないのに匂いを感じにくくなることがあります。老化現象の一つと考えられ、嗅細胞が減り匂いを感じるために多量の匂い分子が必要になるからだといわれています。また、アルツハイマー病やパーキンソン病などの影響で、匂いの信号を適切に処理できなくなることもあります。

　一方で、もし嗅覚の衰えがないのに食欲が減退気味という場合は、歯の問題や口の筋肉の衰えのせいでうまく噛めない・飲み込めないことが原因かもしれません。歯の治療や入れ歯の調整、口のリハビリなどで問題が解決すると、鼻と口の連携プレーが復活して美味しく食べられるようになる可能性があります。

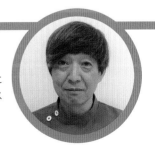

玉川博文 玉川歯科院長

北海道大学歯学部卒業。1995年北海道網走郡美幌町に「玉川歯科」開業。所属学会は、日本歯周病学会、日本ヘルスケア歯学学会、北海道口腔衛生学会、CHP研究会など。

歯を失うとビールの
のど越しが楽しめない

| 解説 | **畦坪輝寿** うねつぼ歯科院長

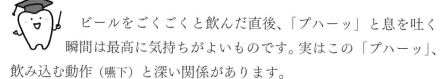

　　　　　ビールをごくごくと飲んだ直後、「プハーッ」と息を吐く
　　　　　瞬間は最高に気持ちがよいものです。実はこの「プハーッ」、
飲み込む動作（嚥下）と深い関係があります。

　それを説明するために、嚥下のメカニズムをお話しします。嚥下が
始まるときはまず口を閉じ、同時に奥歯を一瞬噛み合わせます。次
に、自然に舌の先が上あごに押し付けられ、上あごの奥の軟口蓋が反
り上がって咽頭の後壁にぴったりとくっつき、口から鼻につながる通
路を封鎖します（唾が鼻の方へ流れ込むのを防ぎ、口腔内を密閉する）。そう
すると、舌が上あごの方向に勢いよく押し上がって唾をのどへと送り
込み、それに連動して喉頭がせり上がると同時に、気管の入り口の蓋
（喉頭蓋）が下がってきて気管を塞ぎ、その瞬間、食道の入り口が開い
て唾が流れ込んでいきます。

　ごく簡単にまとめると、**飲み込もうとすると①口が塞がる、②口と
鼻の通路が塞がる、③気管が塞がる、④口の中の圧で押されるように
して食道に入るという流れです。**

　このとき呼吸はどうしているかというと、試しに唾を飲み込んでみ
るとわかりますが、飲み込む直前に息を止め、その直後にごくりと飲
み込み、飲み込み終わると「フッ」と軽く息を吐きます。この最後の
「フッ」と、ビールを飲んだあとの「プハーッ」は同じものです。勢

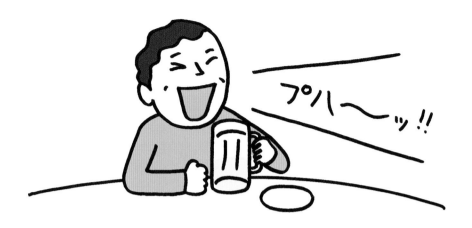

いよく飲もうとすると、その直前に大きく息を吸い込んでいるはずです。飲み終わって息を吐くときには吸い込んだ量とほぼ同じ量を一度に吐き出すため、「プハーッ」となるのです。温泉に入ったときも「ハ〜ッ」となりますが、これは深呼吸の一部で、同じように気持ちがよくてもビールを飲んだあとの「プハーッ」とは少し違います。

　話がそれてしまいましたが、**嚥下と呼吸は切っても切れない関係です**。呼吸は口や鼻だけではなく、気管や肺、さらに胸筋、背筋、腹筋などの筋肉が力強く柔軟に動くことで成り立っているので、呼吸機能が健全に働いていなければ、ビールを美味しく飲むこともできません。肺の生活習慣病といわれ、長年の喫煙などが原因で生じる慢性閉塞性肺疾患（COPD）が増えていますが、COPDの患者さんは呼吸機能が低下するため、進行するとものを食べるだけでも体が消耗するようになり、胃腸の病気がなくても食べられなくなって衰弱していきます。いつまでも美味しくビールを飲み、食べる楽しみを味わうためにも、喫煙している人には禁煙をおすすめします。

　最後に、歯を失うと嚥下のときに息が漏れて飲み込みにくくなるため、きちんと入れ歯を使うことが大切です。

歯型取りで苦しまない方法

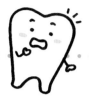

解 説 畦坪輝寿 うねつぼ歯科院長

　　　　むし歯で穴が開いたところをきれいに削ったあとなどに、欠けた部分に詰め物を被せて歯の機能や見た目を回復させる治療を補綴といいます。補綴のために歯の型を採った経験はほとんどの人にあると思いますが、型を採っている間は息をしにくい、唾がたまるなど、不快感があったのではないでしょうか。その不快感を多少なりとも紛らわすための豆知識を紹介します。

　歯の型を採ることを専門用語で「印象を採る」といい、印象を採るためのゴムのようなものは「印象材」という名前です。そして、**印象材の主成分は、かまぼこを作るときに使われるのと同じ「アルギン酸」**だということをご存知でしょうか。アルギン酸は、昆布やワカメ、ヒジキなどの藻類に含まれるぬめり成分で、天然の食物繊維として知られる安全性の高い物質です。

　かまぼこの主原料はスケトウダラで、これをすり身にしてアルギン酸で固めます。一方、歯の印象採りでよく用いられる「アルジネート印象材」は、アルギン酸と石膏が主成分です。印象採りの間、「この印象材はかまぼこと同じ材料でできているんだなぁ」「そういえば感触が似ているかもしれない」などと思えば、快適にはならないまでも、得体の知れない気持ち悪さは軽くなり、少し気が楽になるかもしれません。

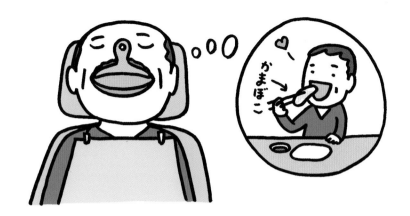

　アルジネート印象材は比較的低価格で使いやすいため広く使われてきました。しかし、現在の歯科医療では10ミクロン（100分の1mm）以下の精度が求められるようになり、最近は精密印象を採るために「寒天印象材」を合わせて使うのが一般的です。寒天印象材の主成分は文字通り寒天です。寒天を熱で溶かして使うため、印象を採るときに熱いと感じたら寒天印象材を使っているとわかります。

　他に、「シリコーン印象材」も精密印象が採れるため、使用する歯科医院が増えています。

　印象を採ったら、石膏を流し込んで歯の模型を作成し、それを用いて補綴材（詰め物、被せ物）を作ります。前述したように、歯科医療はどんどん精密になり、進歩していますが、歯磨きが不十分で歯に食べかすが残っていたり、歯周病のために歯ぐきの腫れや出血があると、精密な印象を採ることができません。正しい歯磨き、歯石の除去、歯周病の治療は精度の高い補綴のためにも重要です。

畦坪輝寿 うねつぼ歯科院長

2005年岡山大学歯学部卒業。大学病院、総合病院に勤務後、2015年岡山県岡山市に「うねつぼ歯科」開業。所属学会は、日本口腔外科学会、日本口腔診断学会、日本歯科放射線学会など。

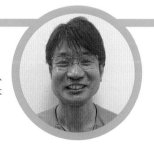

知って得する！ 口から健康お役立ち BOOK

2021 年 9 月 30 日　初版第 1 刷

監　修 ———————	一般社団法人日本訪問歯科協会
発行者 ———————	松島一樹
発行所 ———————	**現代書林**
	〒162-0053　東京都新宿区原町 3-61 桂ビル
	TEL ／代表　03 (3205) 8384
	振替 00140-7-42905
	http://www.gendaishorin.co.jp/
デザイン ———————	小口翔平・加瀬梓・須貝美咲・後藤司 (tobufune)
イラスト ———————	坂木浩子

印刷・製本：(株) シナノパブリッシングプレス　　　　　　　定価はカバーに
乱丁・落丁はお取り替えいたします。　　　　　　　　　　　表示してあります。

ISBN978-4-7745-1913-5 C0047